Wolfgang Joppig

W0012405

Praxisreihe Altenpflege

Beschäftigung und Therapie

1. Auflage

Bestellnummer 66103

Bildungsverlag EINS

In der „Praxisreihe Altenpflege" sind erschienen:

- Bildungs- und Biografiearbeit (Bestellnummer 66101)
- Gruppenarbeit (Bestellnummer 66102)
- Beschäftigung und Therapie (Bestellnummer 66103)
- Methoden und Medien (Bestellnummer 66104)
- Programme – Feste – Erholung (Bestellnummer 66105)
- Gedächtnistraining mit dementen Menschen (Bestellnummer 66100)

Die ersten fünf Bände (Bestellnummer 66101–66105) sind auch als Ge-
samtband „Gruppenarbeit mit Senioren" (Bestellnummer Stam 8123) erhältlich.

Haben Sie Anregungen oder Kritikpunkte zu diesem Buch?
Dann senden Sie eine E-Mail an bv66103@bv-1.de
Autor und Verlag freuen sich auf Ihre Rückmeldung.

www.bildungsverlag1.de

Gehlen, Kieser und Stam sind unter dem Dach des Bildungsverlages EINS
zusammengeführt.

Bildungsverlag EINS
Sieglarer Straße 2, 53842 Troisdorf

ISBN 3-427-**66103**-2

Inhalt

1 Spiele mit älteren Menschen

Ziel:
Der Leser soll erfahren, dass das Spiel eine bedeutende Möglichkeit befreiender, entspannender Begegnung ist, die in der Gruppenarbeit mit Älteren ihren festen Platz hat. Das Kapitel nennt Gründe, die das Spielen attraktiv machen, und Bedenken oder Hemmungen, die ein Mitspielen zunächst nicht erlauben. Es zeigt schließlich aus dem Spektrum möglicher Spiele exemplarisch solche Spiele auf, die sich in der Altenarbeit bewährt haben. Der Leser soll anhand der Beschreibung ausgewählter Spiele die besonderen Wirkungen von „Eisbrechern" und Kommunikationsspielen kennen lernen, Spontaneität und Fantasie als Elemente der Kreativität erkennen und sich mit wünschenswerten Merkmalen des Spielleiters auseinander setzen.

Vorbemerkung

Gerade im Spiel stecken vielfältige Möglichkeiten menschlicher Begegnung. Auf den folgenden Seiten können naturgemäß nur ganz wenige Erfahrungen mit dem Spiel und dem Spielen vermittelt werden. Auch wenn es nicht immer leicht ist, andere zum Spielen zu motivieren, so ermutigen uns doch alle bisherigen Erfahrungen, es auch in einer neuen Gruppe einfach einmal zu probieren.

1.1 Die Bedeutung des Spiels für den älteren Menschen

Historisches
Schon im Reich der Ägypter gab es Puppen, Spieltiere, Bälle und Wagen; im Mittelalter erfreute man sich in besonderer Weise des Maskenspiels.

Pro und Kontra zum Thema „Spiel"
Es gibt einerseits Personen, die ausgesprochen gerne spielen; andere haben viele Vorbehalte. In einer Gruppe können sowohl die einen als auch die anderen in nennenswerter Anzahl vertreten sein. Hier empfiehlt es sich, erst einmal gemeinsam darüber nachzudenken, was den einzelnen Teilnehmern zum Thema „Spiel" einfällt. Hilfreich dabei kann es sein, wenn der Gruppenleiter auf einer Tafel oder Wandzeitung die Äußerungen der Teilnehmer festhält. Erst nach dieser „Sammlung" sollte eine Auswertung vorgenommen werden.

„Spiel"	
Pro	**Kontra**
– Spiel macht Spaß	– Spielen ist doch nur „Kinderkram"
– Spiel fördert die Gemeinschaft	
– Spiel schafft Geselligkeit	– Spiel kann süchtig machen
– Spiel regt die Fantasie an	– Spiel kann Ängste und Hemmungen hervorrufen

– Spiel kann kreativ sein	– Beim Spiel gibt es meistens Sieger und Verlierer
– Spiel kann befreiend wirken	
– Spiel wirkt unterhaltend	– Spiel kann starke Aggressionen auslösen
– Spiel kann zu diagnostischen Zwecken eingesetzt werden	– Spiel ist gegenüber Arbeit nur „Spielerei" (und das heißt: nicht genügend ernst)
– Spiel kann therapeutische Wirkung haben	

Schon das gemeinsame Zusammentragen von Argumenten kann dazu beitragen, dass gewisse Vorurteile bei den Teilnehmern abgebaut werden.

Auf Wunsch der Teilnehmer kann das eine oder andere Argument im Gespräch noch weiter behandelt werden. Dazu sollten der Gruppenleiter und die Teilnehmer sich genügend Zeit lassen, insbesondere dann, wenn bei mehreren oder gar bei vielen Teilnehmern Hemmungen und Ängste gegenüber dem Spielen bestehen. Möglicherweise reichen schlechte Erfahrungen eines älteren Menschen mit dem Spiel bis in seine Kindheit zurück. In einem solchen Fall wird es schwierig sein, den Betreffenden doch noch für das Mitspielen zu gewinnen. Am ehesten wird die Ablehnung weichen können, wenn Gelegenheit besteht, anderen beim Spielen zuzuschauen.

In jedem Falle sollte man behutsam vorgehen, das heißt, auf keinen Fall zum Mitmachen drängen.

1.2 Was ist Kreativität?

Das lateinische Wort „kreativ" bedeutet „schöpferisch" oder, mit anderen Worten gesagt, „Ideen haben und diese gestalterisch verwirklichen".

Nicht nur für das Spiel, sondern auch für andere Unternehmungen im Rahmen einer Gruppe sind kreatives Denken und Tun hilfreich.

Zur Kreativität gehören folgende Inhalte:

1. *Spontaneität:* Unter dem lateinischen Wort „Spontaneität" wird ein Handeln aus eigenem innerem Antrieb verstanden. Es kann eine unmittelbare Reaktion sein.

   Insbesondere bei Gruppen, die miteinander spielen, kann spontanes Denken und Handeln sehr befreiend wirken.

2. Unter *Fantasie* versteht man Vorstellungskraft und Einfallsreichtum.

   Fantasievolle Spiele sind auf dem Spielemarkt sehr gefragt. Im Einzelnen muss geprüft werden, welche Spiele sich in der Seniorenarbeit eignen.

Des Weiteren sind folgende Aspekte für die Kreativität bedeutsam:

Sensibilität ist Feinfühligkeit, Empfindsamkeit. Immer wieder stellt sich (nicht nur dem Gruppenleiter) die Frage, inwieweit es gelingt, in jeder Situation mit der wünschenswerten Sensibilität zu reagieren.

Die *Kritikfähigkeit* ist eine Gabe, Personen, Dinge und Situationen zu bewerten und beurteilen zu können. In Bezug auf Seniorenspiele muss immer wieder geprüft werden, inwieweit ganz bestimmte Spiele für die jeweilige Zielgruppe geeignet sind oder nicht.

Kommunikation bedeutet Verständigung untereinander. Es gibt Spiele, die die Kommunikation besonders fördern.

Reflexion, das heißt Nachdenken bzw. Überlegen. Insbesondere nach einem Spiel kann die kritische Reflexion wichtig sein: Wie hat das Spiel gefallen? Was war gut – was nicht? Welche Spielvarianten bieten sich an?

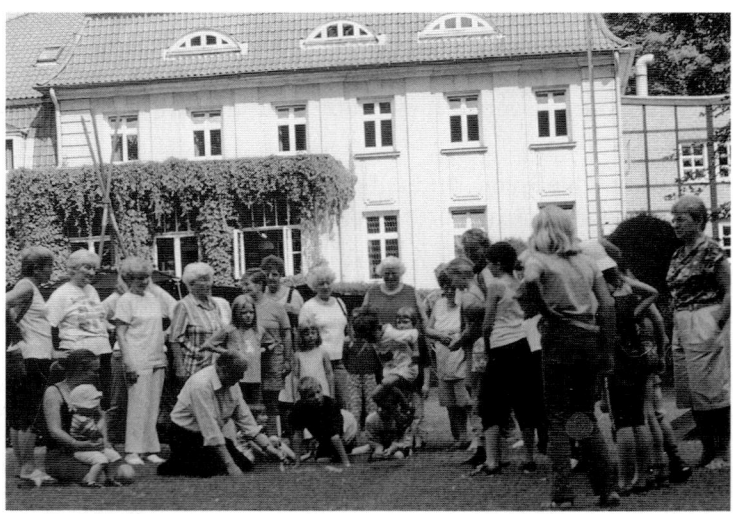

Seminar: „Großeltern und Enkelkinder – an der Super-Raketenmaschine"

1.3 Hinweise für das Spielen mit älteren Menschen

Allgemeine Voraussetzungen

Zumindest die nachfolgenden sieben Voraussetzungen gilt es zu beachten:

1. Ein Raum für das Spiel gilt als geeignet, wenn er weder zu groß noch zu klein ist und gemütlich wirkt.

2. Spielkarten, Würfel und Spielfelder und andere Hilfsmittel sollten gut leserlich sein.

3. Alle Spiele sind *langsam, laut und deutlich zu erklären.*

4. Die Spielerfahrungen der Zielgruppe sind zu berücksichtigen.

5. Ein Spiel sollte nicht zu lange dauern: Häufige Wiederholungen bewirken oft, dass das Spiel an Interesse verliert.

6. Die *Aufnahmekapazität* der Zielgruppe muss beachtet werden.

7. Die *Größe* der Spielgruppe ist ausschlaggebend für das Spielangebot.

Voraussetzungen für einen Spielleiter

1. Der Spielleiter sollte selbst eine positive Einstellung zum Spiel/Spielen haben.

2. Er sollte das Spiel vorher ausprobiert und für gut befunden haben; selbstverständlich muss er es genügend gut beherrschen.

3. Der „Funke" bzw. die eigene Begeisterung sollte möglichst bald auf die Teilnehmer überspringen.

4. Möglicherweise muss auch der Spielleiter zunächst eine Hemmschwelle überwinden. Dazu kann er beispielsweise Spiele in seinem Freundes- und Bekanntenkreis einmal ausprobieren.

5. Er muss weiterhin immer einige Spiele in Reserve haben: Nicht in jedem Fall lässt sich abschätzen, ob ein Spiel wirklich „ankommt" und wie lange es dauern wird.

6. Schließlich muss der Spielleiter wieder die Teilnehmer motivieren, selbst ein Spiel vorzuschlagen und es miteinander auszuprobieren. Man kann sich eigentlich nichts Besseres wünschen, als dass die Teilnehmer selbst die Initiative zum Spielen ergreifen.

1.4 Mögliche Spiele für ältere Menschen

Hilfreich ist es, an Bekanntes anzuknüpfen. Es gibt Spiele, die den älteren Menschen noch von Kindheit her vertraut sind wie Dame, Mühle, Halma, Schach und der „Dauerbrenner" Mensch-ärgere-dich-nicht. Diese Spiele werden häufig bis ins hohe Alter auch von Menschen gespielt, die bereits pflegebedürftig sind. Es steht außer Frage, dass Kinderspiele wie zum Beispiel „Die Reise nach Jerusalem" nicht geeignet sind, es sei denn, man will einen Oberschenkelhalsbruch riskieren.

Vermeiden sollte man des Weiteren Spiele, bei denen Teilnehmer lächerlich gemacht werden könnten.

Grundsätzlich möchte sich auch der ältere Mensch nicht Peinlichkeiten aussetzen; diese empfindet er schon dann, wenn er nicht mehr alles so schnell begreift, beispielsweise bei Geschicklichkeits- und Konzentrationsspielen. Beim „Memory"-Spiel können oft einige nicht mehr mithalten. Man muss damit rechnen, dass ältere Menschen dann völlig die Lust am Spielen verlieren und sich zurückziehen.

Von daher ist die Auswahl der Spiele von großer Bedeutung.

Beispiel

In einer Begegnungsstätte für Senioren im ländlichen Bereich ist das „Bingo"-Spiel sehr beliebt. Beim „Bingo" handelt es sich um ein Glücks- und Konzentrationsspiel, das aus England stammt. Einige Teilnehmer waren ganz versessen darauf. In einer Altentagesstätte mit sehr rüstigen Teilnehmerinnen wurde dieses Spiel ebenfalls vorgestellt. Das Echo in dieser Begegnungsstätte war völlig anders: Das Spiel wurde als monoton empfunden. Die Teilnehmerinnen klagten darüber, dass es zu viel Konzentration erfordere, ständig auf die ausgerufenen Zahlen zu achten.

Sie wünschten sich stattdessen ein Spiel, bei dem sie geistig mehr gefordert würden. Hier lag eine offensichtliche Unterforderung der Zielgruppe vor.

Eine Kombination zwischen Spiel und Musik mit Aussprache ist eine *Musikwunsch-Parade.* Musik spielerisch in einer Gruppe anzubieten kann sehr anregend sein. Über die Musik wird ein gemeinsames Gespräch möglich.

1. Vorschlag

In kleinen Gruppen darf jeder einen Musikwunsch äußern. Das kann eine Melodie aus der Welt der Oper, Operette, Klassik oder des Schlagers sein.

Vorbereitung und Durchführung:
Der Leiter nimmt den Musikwunsch entgegen und versucht, die Kassette oder CD zu bekommen. Zur Vorführung bringt er einen Kassettenrecorder oder CD-Player mit. Dann werden die Musikwünsche den Teilnehmern der Reihe nach vorgespielt. Nach jeder Platte darf derjenige, der den Wunsch geäußert hat, sagen, was ihm dieser Musiktitel bedeutet. Gedanken und Gefühle werden geäußert, Erinnerungen werden wach. Die anderen Teilnehmer sagen dann, wie sie die dargebotene Musik empfunden haben. Der Leiter ist dabei Moderator.

2. Vorschlag

Eine Art *Hitparade* wird durchgeführt. Mehrere Melodien, die bei Senioren besonders beliebt sind, werden vorgestellt. Die älteren Menschen können bis zu drei Titel auf einen Zettel schreiben und je nach Wunsch platzieren.

Nach der Auswertung werden die drei beliebtesten Melodien der Gruppe noch einmal vorgestellt. Die Teilnehmer äußern sich dazu, warum sie gerade diese Musiktitel gewählt haben. Sowohl die Musikwunsch- als auch die Hitparade lässt sich in Seniorenclubs, Begegnungs- und Altentagesstätten als auch im Altenheim- und -pflegeheimbereich durchführen.

1.5 Spiele in Alteneinrichtungen

Spiele im Seniorenclub/in der Altentages- bzw. Begegnungsstätte

In diesen Einrichtungen hat man es noch vielfach mit rüstigen älteren Menschen zu tun. Clubleiter finden häufig keine Zeit, neue Spiele einzuführen, da sie durch organisatorische Aufgaben überstark in Anspruch genommen sind. Jedoch werden in vielen Begegnungsstätten immer wieder die traditionellen Spielnachmittage mit den bekannten Skat-, Rommé-, Canasta- oder Bridge-Runden verbracht. Zentrale Anfängerkurse für diese klassischen Karten- und Brettspiele finden im Allgemeinen großen Anklang. Zu den beliebtesten Brettspielen gehören noch immer Dame, Mühle und Schach.

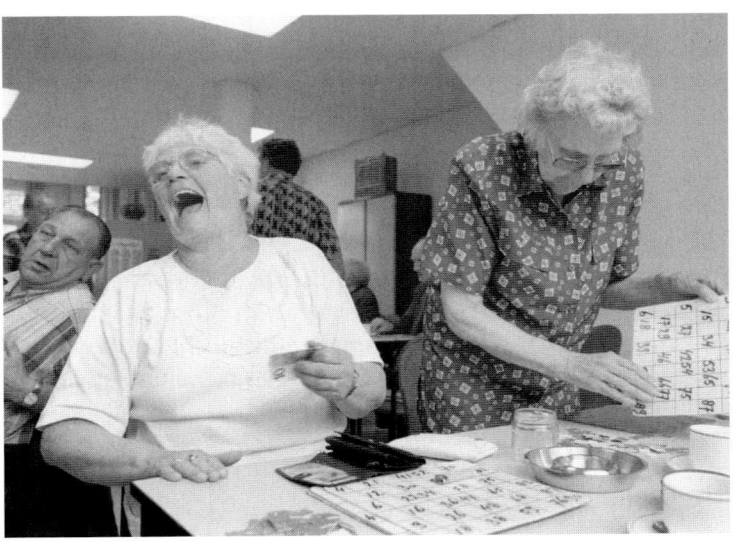

Spielenachmittag im Seniorenclub

Spiele im Altenheim

Hier wird es oft nur mit einem kleinen Kreis älterer Menschen möglich sein, zu spielen. Voraussetzung ist offensichtlich eine körperliche und/oder geistige Beweglichkeit.

Auch hier bevorzugen die Bewohner überwiegend bekannte Spiele.

> **Beispiel**
>
> *Im Rahmen einer praktischen Prüfung im Fach „Gruppenarbeit mit älteren Menschen" stellten Altenpflegeschüler das „Sympathie-Spiel" vor. Die älteren Menschen schienen sehr angetan von dem Spiel zu sein. Abschließend wurde ihnen dieses Spiel für ihren Spielschrank überreicht, doch ist seitdem nicht damit gespielt worden „Mensch-ärgere-dich-nicht" ist und bleibt der Favorit – vermutlich, weil sich über dieses Spiel angestaute Aggressionen in akzeptierter Form entladen können.*

Spiele im Altenpflegeheim

Die Möglichkeiten, Spiele im Altenpflegeheim anzubieten, dürften schon durch die Tatsache begrenzt sein, dass das Personal mit vielfältigen Tätigkeiten oft hoffnungslos überlastet ist. Einige Brett- und Kartenspiele sind auch Bettlägerigen möglich, wenn die Spiele leicht zu erklären sind und eine nicht zu lange Spieldauer haben.

1.6 Beispielkatalog: Spiele für ältere Menschen

„Eisbrecher" sind Spiele, die das „Eis" der Teilnehmer brechen sollen, das heißt, sie aus einer reservierten Haltung herauslocken können.

„Eisbrecher" „Löwe – Hexe – Jäger"[1]
Einzelne Personen oder auch zwei Gruppen haben die Chance, den Löwen, eine Hexe oder den Jäger darzustellen.

	Bedeutung:	Pantomimische Darstellung:
Löwe	– frisst die Hexe	– zeigt seine Krallen
Hexe	– verjagt den Jäger	– geht am Stock
Jäger	– erschießt den Löwen	– legt seine Flinte an

Jeder Spieler bzw. jede Gruppe überlegt sich, was dargestellt werden soll. Auf ein Zeichen gehen die Personen aufeinander zu. Die Gruppe bzw. Einzelperson, die die stärkere Figur darstellt, erhält einen Punkt. Wenn Jäger und Löwe zusammentreffen, bekommt der Jäger den Punkt zugesprochen.

Treffen sich Löwe und Hexe, so geht der Punkt an den Löwen. Stoßen aber die Hexe und der Jäger aufeinander, so erhält die Hexe den Punkt.

Werden gleiche Figuren dargestellt, kann kein Punkt vergeben werden. Spielen Einzelpersonen, so können beide in die Mitte kommen, Rücken an Rücken stehen, sich eine neue Figur ausdenken, dann drei Schritte vorwärts gehen, sich umdrehen und eine neue Figur darstellen.

Dieses Spiel wirkt auf eine Gruppe lockernd. Bei einigen Mitspielern entdeckt man nicht selten erstaunliche schauspielerische Fähigkeiten.

Anwendungsbereich: Seniorenclub, Altentages- und Begegnungsstätte, eventuell noch möglich mit rüstigen Altenheimbewohnern.

"Eisbrecher" "Meine Tante aus Amerika ..."
Die Teilnehmer sitzen im Kreis und der Spielleiter beginnt: "Meine Tante aus Amerika ist da und hat einen Schaukelstuhl mitgebracht." Beim Wort "Schaukelstuhl" schaukeln alle Teilnehmer auf ihren Stühlen nach vorne und hinten. Jetzt können die Teilnehmer Gegenstände oder auch Tiere nacheinander darstellen. Dabei wird immer wiederholt: "Meine Tante aus Amerika ist da und hat einen Schaukelstuhl und (zum Beispiel) einen *Papagei*, der Lora ruft, mitgebracht." Alle schaukeln zunächst und rufen dann "Lora". Erfahrungsgemäß hört man bei acht bis zehn Gegenständen oder Tieren auf.

Anwendungsbereich: Seniorenclub, Altentagesstätte, Begegnungsstätte und Altenheim.

Die zwei Eisbrecherspiele tragen in sich Elemente von *Sketch* und *Pantomime.* Was ist darunter zu verstehen?

"Sketche sind heiter-satirische Einakter von etwa drei bis zehn Minuten Dauer. Es gibt in der Regel nur wenige Darsteller (zwei bis vier Personen). Meist wird von einer besonderen Situation des Alltags ausgegangen, die mit einer unerwarteten Schluss-Pointe gelöst wird."[2]

Es ist erstaunlich, was älteren Menschen auf Grund ihrer lang-jährigen Erfahrungen an Spielideen in den Sinn kommt. Gruppen, die über einen längeren Zeitraum zusammen sind, sich kennen und miteinander vertraut sind, haben kaum Ängste, Sketche vor einem ihnen bekannten Publikum vorzuführen. Und die *Pantomime?*

■■■ „Die Pantomime" ist eine sehr alte Spiel- und Kunstform. Das Wort selbst stammt aus dem Griechischen und heißt so viel wie „alles nachahmen". Der Verzicht auf die ge-sprochene Sprache und damit die Konzentration auf körperlichen Ausdruck, auf Gang, Mimik und Gestik, machen den Reiz der Pantomime aus.

Das Dirigenten-Raten

Es handelt sich um ein beliebtes Rate- und Pantomimenspiel. Eine Person wird zunächst hinausgeschickt. Die anderen bitten jemanden, irgendein Instrument zu spielen. Alle anderen ah-men zum Beispiel das Flötenspiel, das Klavierspielen, das Trom-melschlagen nach. Alle sollten bemüht sein, aufzupassen, wann ein Wechsel erfolgt – möglichst ohne auffällig auf den „heimlichen Dirigenten" zu sehen.

Die Gruppe spielt bereits, wenn die Person von draußen her-eingeholt wird: Sie wird in den Kreis gestellt und muss nun er-raten, wer der „Anführer" ist. Immer wenn sich der Ratende um-dreht, wird der „Dirigent" ein neues Instrument „anstimmen". Bis zu dreimal darf geraten werden, wer der „Anführer" war.

Gut an dem Spiel ist, dass alle Teilnehmer mitmachen.

Anwendungsbereich: Seniorenclub, Altentagesstätte, Begegnungsstätte, Altenheim.

18 Pantomimenkette

Ein Teilnehmer wird eine Tätigkeit oder einen Beruf darstellen. Mehrere Personen warten draußen vor der Tür. Die erste Person wird hereingeholt und ihr wird der Beruf oder die Tätigkeit vorgeführt. Die erste Person von draußen muss nun der zweiten Person, die hereingeholt wird, vormachen, was sie von der Darstellung noch weiß. Je mehr Spieler nun das nachspielen sollen, was sie von ihrem Vorspieler behalten haben, desto stärker verzerrt wird letztendlich die Vorführung des ersten Spielers. Zunächst soll der letzte erzählen, was er sich wohl darunter vorgestellt hat, dann der jeweilige vorherige Spieler. Es ist praktisch ein „Stille-Post-Spiel" auf der Grundlage der Pantomime.

Anwendungsbereich: Seniorenclub, Altentagesstätte, Begegnungsstätte, Altenheim.

Mitmachtheater

Immer mehr an Bedeutung gewinnen Spiele und Darbietungen, die spontan entstehen, bei denen improvisiert wird.

Eine Möglichkeit ist, ganz bestimmte Situationen vorzugeben, etwa Darstellungen aus dem Alltag.

Beispiel

Drei Personen werden gesucht. Mehrere Menschen warten an einer Bushaltestelle auf den Bus, der immer noch nicht kommt.

- *Die erste Person: eine nervöse Büroangestellte, die dauernd auf die Uhr schaut.*
- *Eine zweite Person: ein alter Sportlehrer, der sich mit Trimm-Dich-Übungen die Zeit vertreibt.*
- *Und die dritte Person: ein Geschäftsmann, dessen Wagen gerade in der Reparatur ist.*

Im Gegensatz zur Pantomime darf hier gesprochen werden. Was sich entwickelt, hängt ganz von den spontanen Einfällen der Mitwirkenden ab.

Beispiel

Treffpunkt Bahnhof. Es treffen sich zwei Personen, dargestellt von zwei Teilnehmern, die sich zum Beispiel wie zwei alte Schulfreunde unterhalten. Mit dem Erscheinen einer dritten Person verabschiedet sich einer der beiden Schulfreunde unter einem Vorwand. Diese dritte Person stellt vielleicht einen Auskunftsbeamten, eine Putzfrau, ein verloren gegangenes Kind, einen Ausländer oder ein leichtes Mädchen dar. Was wird sich entwickeln?

Anwendungsbereich: Seniorenclub, Begegnungsstätte, Altentagesstätte und rüstige Bewohner im Altenheim.

Scharaden

„Das Scharadespiel ist eine sehr alte Unterhaltungsform. Das Wort stammt aus dem Französischen (la charade – die Silbe). Scharaden sind gespielte Silbenrätsel."[3]

Beispiel

Beispiel einer solchen Scharade ist die Verkörperung des Ausdrucks „Die letzte Frist": Mehrere Personen gehen in einem Kreis. Die letzte Person ist eine Frau, die einen Apfel isst. Sie beißt kräftig hinein.

Ein zweites Beispiel ist das Sprichwort „Probieren geht über Studieren". Eine Person liegt auf dem Boden und liest ein Buch, eine andere Person geht über diese Person und probiert dabei einen Apfel.

„Drei im Flugzeug" – ein Diskussionsspiel

Bei diesem Spiel geht es um Argumente; es kann eine gute Diskussionsrunde einleiten.

Der Spielleiter instruiert die Anwesenden, dass folgendes Spiel dargestellt werden soll:

In einem Flugzeug befinden sich drei Personen. Das Flugzeug wird in kürzester Zeit abstürzen. Zu aller Schrecken stellt man fest, dass nur ein einziger Fallschirm da ist. Nun geht es darum, die anderen Mitspieler davon zu überzeugen, dass man der wichtigste Mensch auf der Welt sei und deshalb so dringend diesen lebensnotwendigen Fallschirm benötige. Daraufhin werden drei Spieler, die auch hinreichend redegewandt sind, gebeten, sich für alle sichtbar auf bereitgestellte Stühle zu setzen. Alle anderen Teilnehmer werden zur „Jury" erklärt und sollen das folgende Geschehen aufmerksam beobachten.

1. Runde: Die drei Spieler überlegen sich, welche Personen oder welche Berufe sie darstellen.

2. Runde: Die drei Spieler stellen sich der Jury vor. Dann hat jeder Spieler eine Minute lang die Chance, die Anwesenden davon zu überzeugen, dass gerade er so wichtig ist.

3. Runde: Die Jury stimmt darüber ab, wer zuerst „aussteigen" muss bzw. die weniger überzeugenden Argumente hat.

4. Runde: Die beiden Gegenspieler haben jetzt noch einmal die Chance, sich in besonderer Weise darzustellen oder die Argumente des Gegners zu entkräften.

5. Runde: Das Publikum entscheidet, wer den Fallschirm bekommt.

6. Runde: Da zwischendurch keine Unterstützung von Seiten der Jury kommen darf, hat diese jetzt die Möglichkeit, auf die Argumente der drei Spieler einzugehen oder ganz bestimmte Themenbereiche zur Diskussion zu stellen.

Manchmal ergeben sich im Anschluss an das Argumentieren ernsthafte Gespräche. Vor Jahren entstand nach einem Spielnachmittag in einer Altentagesstätte eine lebhafte Diskussion zum Thema „Umweltschutz". Es war erstaunlich, wie gut informiert die älteren Telnehmer waren und beispielsweise über die Berichte des „Club's zu Rom" recht gut Bescheid wussten. Manche Teilnehmer des eigentlichen Spiels finden es ausgesprochen geistreich, andere „nur" amüsant und unterhaltsam. Das Spiel sollte allerdings erst gegen Ende eines Spielnachmittags gespielt werden.

Anwendungsbereich: Seniorenclub, Altentagesstätte, Begegnungsstätte, vielleicht mit rüstigen Altenheimbewohnern.

22 Das „Molekül-Spiel"
(siehe auch Senioren-Spiel-Kartei II/17 unter Atomspiel)[1]

Der Name des Spiels kommt aus der Chemie. Er weist darauf hin, dass sich einzelne „Atome" zu „Molekülen" verbinden. Die Teilnehmer bewegen sich – am besten nach Musik – im Raum, ohne sich zu berühren. Der Spielleiter lässt die Musik irgendwann unterbrechen und ruft eine Zahl, zum Beispiel „drei"; dann müssen alle Teilnehmer sich zu Dreiergruppen zusammenfinden. Wer übrig bleibt, scheidet aus. Zuletzt bleiben nur noch zwei Personen als Sieger.

Das Spiel baut bei Jung und Alt auf spielerische Art Berührungsängste ab: Man fasst sich an, umarmt sich, und das schafft eine Atmosphäre, die mit Worten allein kaum zu erreichen wäre.

Anwendungsbereich: Seniorenclub, Altentagesstätte, Begegnungsstätte und Altenheim.

1.7 Tanzspiele mit älteren Menschen

Wie bereits beim „Molekül-Spiel" spürbar, das auch als Tanzspiel angesehen werden kann, versetzen Tanz und Spiel in Bewegung, lockern Verkrampfungen und stimmen die Beteiligten auf weitere gemeinsame Unternehmungen ein.

Polonaise

Eine Polonaise nach einfacher Marschmusik schafft zu Beginn eines Tanznachmittags eine gute Atmosphäre. Die Teilnehmer stellen sich zu zweit hintereinander auf und machen einfache Schritte:

- marschieren hintereinander,
- gehen links und rechts auseinander,
- gehen einzeln zurück und treffen sich wieder mit ihrem Partner oder
- bleiben stehen und gehen aufeinander zu,
- mal links, mal rechts, finden sich wieder.

Gegebenenfalls bildet ein Paar ein Tor, durch das die anderen Paare hindurchgehen müssen. Derart einfache Schritte können die meisten, und wenn doch einmal jemand „aus der Reihe tanzt" – was macht's?

Anwendungsbereich: Seniorenclub, Altentagesstätte, Begegnungsstätte, rüstige Altenheimbewohner.

Der „Schneeballtanz"
(siehe auch Senioren-Spiel-Kartei III/10)[1]

Immer wenn zu Anfang keiner sich so recht traut, zum Tanz aufzufordern, oder wenn zwischendurch Tanzmüdigkeit aufkommt, empfiehlt sich der „Schneeballtanz". Ein Paar beginnt zu tanzen, ein „Disc-Jockey" unterbricht die Musik; beide Partner fordern jeweils eine andere Person im Tanzsaal auf. Nach diesem „Schneeballsystem" tanzt innerhalb von ca. zehn Minuten der ganze Saal. Viel Verständnis sollte aufgebracht werden dafür, wenn einige Personen nicht mittanzen wollen; auf keinen Fall dazu drängen! Aber vielleicht ist der eine oder andere dann bereit, für die Musik zu sorgen oder – bei anderen Tanzspielen – als Schiedsrichter zu fungieren.

Anwendungsbereich: Seniorenclub, Altentagesstätte, Begegnungsstätte, rüstige Bewohner im Altenheim.

Der Ballontanz
(siehe auch Senioren-Spiel-Kartei III/8)[1]

Zur Vorbereitung müssten etliche Luftballons aufgeblasen werden. Jedem Paar wird ein Luftballon gegeben, den es entweder zwischen

- Köpfe,
- Bäuche,
- Knie oder
- Rücken

klemmen muss. Die Hände der Tanzenden dürfen den Luftballon nicht berühren. Alle Paare fangen gemeinsam an. Wer seinen Ballon verliert, muss ausscheiden: ein Amüsement für alle Tanzenden, aber auch für die inzwischen ausgeschiedenen Teilnehmer.

Anwendungsbereich: Seniorenclub, Altentagesstätte, Begegnungsstätte, rüstige Altenheimbewohner.

Der Zeitungstanz
An Vorbereitungen braucht man für dieses Spiel nur alte Zeitungen. Diese werden im Raum verteilt. Die Paare tanzen nun

um die Zeitungen herum. Es liegt immer eine Zeitung weniger aus, als Tanzpaare auf der Tanzfläche sind. Bricht die Musik ab, so versuchen die Paare, sich auf eine Zeitung zu stellen. Das Paar „ohne Zeitung" muss ausscheiden. Dann wird eine weitere Zeitung entfernt, bis nur noch eine einzige Zeitung da ist und wenig später das Siegerpaar feststeht.

Anwendungsbereich: Seniorenclub, Altentagesstätte, Begegnungsstätte, rüstige Altenheimbewohner.

„Himmel und Hölle"
In der Mitte der Tanzfläche wird ein Kreidestrich gezogen. Die eine Seite wird zum Himmel, die andere zur Hölle erklärt. Bricht die Musik ab, ruft der Spielleiter beispielsweise „Himmel". Es müssen dann die Teilnehmer ausscheiden, die im Himmel sind; die „Höllen-Besucher" dürfen weitertanzen.

Das Spiel ist eine Art Glücks- bzw. Knobelspiel: Was wird der Spielleiter gleich aufrufen?

Anwendungsbereich: Seniorenclub, Altentagesstätte, Begegnungsstätte, rüstige Altenheimbewohner.

1.8 Quizspiele für ältere Menschen

Das Quizspiel kommt aus den USA und wird in Form von Intelligenz- oder Gedächtnisprüfungen dargeboten. Sprachlich ist es mit dem englischen „question" (Frage) verwandt, leitet sich aber wohl vom lateinischen Fragewort „quis" (zu deutsch: wer?) ab.

Bei diesem Frage- und Antwort-Spiel ist es wichtig, genau die Zielgruppe im Auge zu haben, für die Quizfragen ausgewählt werden.

Hilfreich dabei können Quizbücher sein, aus denen mit Bedacht ausgewählt werden muss. Eine gute Auswahl ist in dem Buch: Gesellschaftsspiele im Seniorenclub von P. Mergast/G. Uihlenkamp, München, Don-Bosco-Verlag, zu finden. Insbesondere die „bekannten Melodie", das „Sprichwörterquiz" und die „verballhornten Sprichwörter" kommen nach den bisherigen Erfahrungen bei Älteren gut an. Bei den leichten Quizfragen können fast alle mitmachen. Von hohem Unterhaltungswert sind auch die „Stecker" bzw. Steckbriefe aus dem Buch von Franziska Stengel, „Gedächtnis spielend trainieren", Wien, Amandus-Verlag – jetzt im Memo-Verlag Ladner, Stuttgart, erschienen. Personen, Tiere und Gegenstände werden auf amüsante Weise umschrieben – erst sehr versteckt, dann immer deutlicher. Es ist erstaunlich, wie schnell manches erraten wird.

In der Regel hat man es mit Gruppen zu tun, bei denen die Teilnehmer aus verschiedenen Schichten kommen und auch sehr unterschiedliche geistige Voraussetzungen mitbringen. Nun schafft Quiz immer eine Wettbewerbssituation, so dass einige gut mithalten können, andere überhaupt nicht. Von daher sollte den Teilnehmern ein möglichst vielfältiges Angebot an Quizfragen aus allen möglichen Bereichen unterbreitet werden.

Anwendungsbereich: Seniorenclub, Altentagesstätte, Begegnungsstätte, Alten- und -pflegeheim.

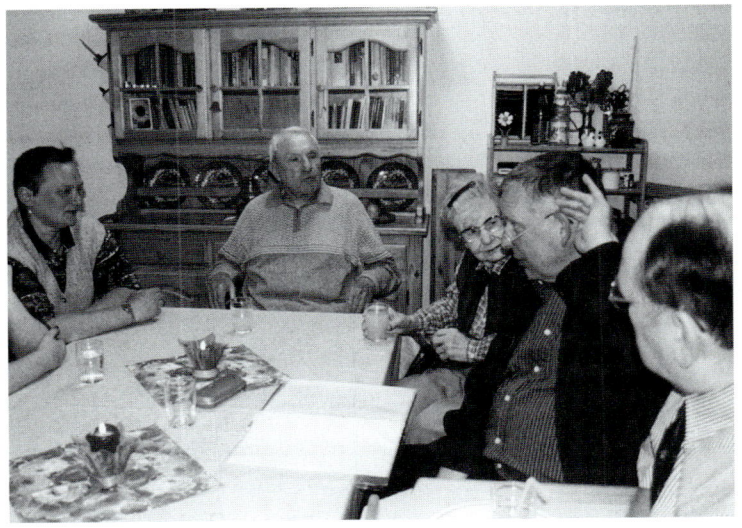

Was mag das wohl sein?

1.9 Kommunikationsspiele für zwei bis zwölf Spieler

Hierbei handelt es sich um Brett- oder Kartenspiele, die von älteren Menschen sehr geschätzt werden. Es hat sich als ungünstig erwiesen, in einem Buch Spiele vorzustellen, die oft schon bald nicht mehr erhältlich sind.

Jedoch gibt es Spiele, die den älteren Menschen von früher her bekannt und vertraut sind. Dazu zählen:

- „Mensch ärgere dich nicht",   – „Canasta",
- „Skat",   – „Bridge",
- „Rommé",   – „Halma".

Alle diese Spiele sind auch in Ausführungen erhältlich, die seniorengerecht sind; das heißt bei den Brettspielen große Figuren und Spielfelder, bei den Kartenspielen große Zahlen und Abbildungen. (Empfehlung: Kartenspiele von ASS/Altenburger-Stralsunder-Spiele.)

Außerdem erfreuen sich zur Zeit großer Beliebtheit:

- Das AHA-Spiel ist ein Würfel- und Quizspiel mit großen Spielfeldern, Figuren und Würfeln. Die Quizfragen sind relativ einfach.

- „HASTE WORTE?", ein Ratespiel mit Würfeln ist für zwei bis acht Personen geeignet.

Beide Spiele können auch in Altenpflegeheimen eingesetzt werden.

Alleinvertrieb: freisem seniorenspiele arnstein, Michael-Wenz-Str. 7, 97450 Arnstein.

- Das BINGO-Spiel ist ein Glücks- und Konzentrationsspiel.

  Empfehlung: BINGO von Schmidt-Spiele – mit großen Zahlen.

- „RUMMY" ist eine reizvolle Variante des bekannten Rommé, die vor allem in den USA sehr beliebt ist. Kennzeichnend für den Reiz des Spieles ist die richtige Mischung von Glück und Kombinationsfähigkeit sowie die Übersichtlichkeit der Handhabung."2 Im Gegensatz zu Rommé werden Spielsteine aus Kunststoff oder Holz ausgelegt. Bei der Anschaffung eines Spiels für ältere Menschen sollte man darauf achten, dass die Zahlen auf den Steinen gut erkennbar sind. Empfehlung: RUMMY oder RUMMY exclusiv von Ravensburger. Ein Spiel für Personen, die Rommé nicht kennen. Richtige Rommé-Spieler lehnen diese vereinfachte Form jedoch ab!

- Empfehlung für Rommé-Spieler: Senioren-Rommé von ASS/Altenburger-Stralsunder-Spielwaren: Artikel Nr. 1111/4.

- Das **UNO**-Kartenspiel stammt aus den USA und erfreut sich bereits in vielen Seniorenkreisen großer Beliebtheit. Es ist eine Mischung zwischen Rommé und Mau-Mau. Ziel des Spiels ist es, als Erster alle Karten abzulegen. Vor Ablegen der vorletzten Karte muss deutlich „UNO" gesagt werden. Dies ist eine Warnung für alle Mitspieler, dass man nur noch eine Karte besitzt. Das Spiel ist leicht zu erlernen und schafft selbst bei Verwirrten erstaunliche Erfolgserlebnisse.

  Hilfreich sind die großen Zahlen und Symbole.

  Das Spiel ist in Spielzeug-Fachgeschäften und Kaufhäusern erhältlich.

  Herausgeber: AMIGO Spiel und Freizeit GmbH, Messenhäuserstr. 65, 63322 Rödermark.

- **Würfelspiele** sind älteren Menschen von früher noch vertraut. Mit verwirrten älteren Menschen lassen sich viele

Spiele nicht durchführen, da diese oft eine für sie zu komplizierte Spielerklärung haben. So macht es schon Spaß, um die Wette zu würfeln, zum Beispiel wer die höchste oder die niedrigste Zahl hat oder wer einer bestimmten Zahl am nächsten kommt.

Empfehlung: Große Würfel dafür anschaffen!

Für rüstige Senioren ist eher das **KNIFFEL**-Würfelspiel von Schmidt-Spiel geeignet. Es ist eine Mischung von Glücks- und Kombinationsspiel.

– **VERTELLEKES,** ein Frage- und Antwortspiel für Senioren, wird seit einigen Jahren in Altenpflegeheimen oft und gerne gespielt. Es ist auch für Desorientierte geeignet. Die Autorin PETRA FIEDLER hat nun ein weiteres Kommunikations- und Ratespiel mit dem Namen SONNENUHR herausgebracht. Beide Spiele regen zum gemeinsamen Raten, Singen, Erinnern und Nachdenken an.

Sie sind über den Vincentz-Verlag Bücherdienst, Schiffgraben 43, 30175 Hannover, unter den Bestellnummern 18047 (Vertellekes) und 18337 (Sonnenuhr) erhältlich.

1.10 Theaterspiel mit Senioren

Beeidruckend ist das folgende Modell (Abdruck mit freundlicher Genehmigung von Frau Dr. MECHTHILD KLOTZ, Freies Werkstatt Theater, Zugweg 10, 50677 Köln):

Fort- und Weiterbildung im Bereich Spielerische Aktivierung, Spiel und Theater mit alten Menschen

Das FREIE WERKSTATT THEATER in Köln macht mit Seniorinnen und Senioren Theater. In den Bereichen Schauspiel, Regie, Stückentwicklung, Spiel- und Theaterpädagogik ausgebildete und erfahrene Mitarbeiter geben alten Menschen die Möglichkeit, individuelle Erfahrungen, Wünsche und Vorstellungen spielerisch zu aktivieren, in künstlerischer Form auszudrücken und damit für sich und andere ‚erlebbar' zu machen.

Auf der Basis einer langjährigen kontinuierlichen Theaterarbeit mit einer Gruppe von 20 Menschen zwischen 65 und 83 Jahren entwickelten Ingrid Berzau und Dieter Scholz, die künstlerischen Leiter des FWT, ein Konzept zur Fort- und Weiterbildung für Beschäftigte in der Altenarbeit. Das Modellvorhaben des Freien Werkstatt Theaters hat zum Ziel, den TeilnehmerInnen durch eigene Spielerfahrung und Reflexion dieser Erfahrungen die pädagogische Sicherheit und die Kenntnisse zu vermitteln, die nötig sind, um in ihren Institutionen Spiel- und Theatergruppen zu bilden und anzuleiten.

Dazu gehören verschiedene Improvisations- und Animationstechniken, die jeweils in Beziehung zu den jeweiligen Rahmenbedingungen der betreffenden Einrichtungen und zu dem Stand der sich bildenden Gruppen (Alter, körperliche und geistige Befindlichkeit etc.) gesetzt werden. Des Weiteren gehört dazu die Kenntnis, wie Stücke entwickelt, inszeniert und organisiert, Feste gestaltet und Räume ausgestattet werden können."[4]

Gedächtnistraining, motorische Aktivierung, Schaffung neuer Bezüge zu veränderten Lebensrealität im Alter (Ruhestand, Partnerverlust, veränderte Wohnsituation etc.), Rückgewinnung von möglicherweise verloren gegangenen handwerklichen Fähigkeiten: Diese Stichworte stehen stellvertretend für eine ganze Reihe weiterer möglicher Arbeitsansätze und werden während der Fortbildung mit den TeilnehmerInnen thematisiert und mit dafür geeigneten Spielkonzepten praktisch vorbereitet.

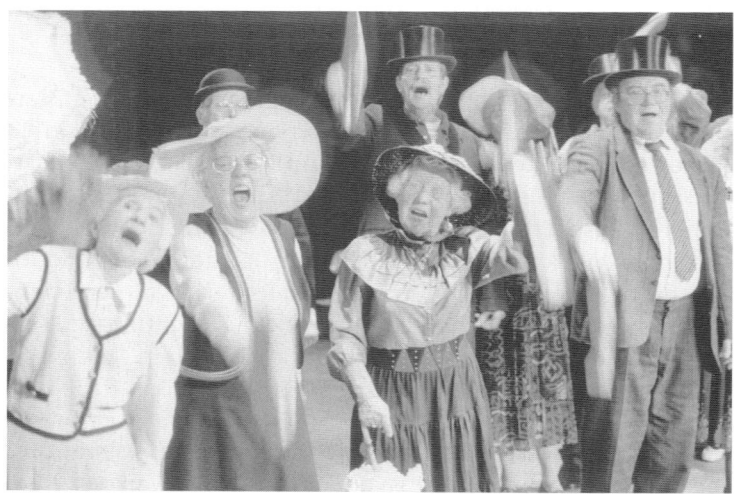

Senioren beim Theaterspiel

Fragen zur Vertiefung

1. Es hieß, der Gruppenleiter sollte die Äußerungen der Teilnehmer festhalten, wenn bei Bedenken gegen das Spielen zunächst darüber gesprochen wird, was Spielen für den Einzelnen bedeutet. Wie könnte man dieses Gespräch auswerten?

2. Überlegen Sie einmal, welche Haltung sich hinter der Bemerkung verbirgt, Spielen sei doch „Kinderkram".

3. Welche Voraussetzungen sollte der Spielleiter erfüllen?

4. Welche Spiele eignen sich eher in einer Altentagesstätte, welche im Altenpflegeheim?

Anmerkungen

1 Brigitte Becker, Seniorenspiele – eine Spielekartei. Wehrheim, Gruppenpädagogische Literatur 1976

2 aus der Spielerklärung von Rummy, Ravensburger Spiele

3 Peter Thiesen, Kreatives Spiel, Köln, Stam Verlag 1985

4 Weser Kurier vom 25.11.1989

Zusammenfassung

Hinweise für Gruppenleiter

1. Der Leiter muss auf äußere Bedingungen achten, die Spielen in Gruppen ermöglichen (Raum, Hilfsmittel, Größe der Gruppe).

2. Er muss die Spielerfahrungen der Zielgruppe berücksichtigen.

3. Er sollte das Spiel kurz und verständlich erklären.

4. Die Aufnahmekapazität der Gruppe muss berücksichtigt werden.

5. Der Leiter sollte selbst eine positive Einstellung zum Spielen haben.

6. Er sollte die Spiele selbst schon einmal gespielt haben.

7. Seine Begeisterung für das Spiel sollte er zeigen.

8. Er muss eigene Hemmschwellen überwinden können (oder bereits überwunden haben).

9. Er sollte Teilnehmer motivieren, selber ein Spiel auszuprobieren.

10. Er muss weitere Spiele in Reserve haben.

Folgende Grundsätze erleichtern das Spielen mit älteren Menschen:

1. An bekannte Spiele (evtl. aus der Kindheit) anknüpfen.

2. „Halsbrecherische" Spiele vermeiden.

3. Passende Spiele für die Zielgruppen auswählen.

4. „Eisbrecher" für den Anfang einer Gruppenstunde wählen.

5. Bei Pantomimenspielen und Mitmachtheater viele beteiligen.

6. Rate- und Quizspiele mit Bedacht auswählen.

7. Ein Diskussionsspiel wählen, wenn auf spielerische Weise die Teilnehmer an ein Thema herangeführt werden können.

8. Tänze wählen, um Beziehungsängste abbauen zu können.

9. Kommunikationsspiele wegen ihrer gemeinschafts-fördernden Wirkung wählen – es geht dann nicht um Sieger oder Verlierer, sondern mehr um das Gemein-same.

10. Gegebenenfalls können Spiele im Rahmen der „akti-vierenden Pflege" im Altenpflegeheimbereich ein-gesetzt werden.

2 Sitztänze im Altenpflegeheim und in der Gerontopsychiatrie

Ziele:
Die Auswirkungen von Sitztänzen können sehr vielfältig sein:

- Freude an der Bewegung,
- Herauskommen aus dem Alltag mit seinen Schmerzen und seiner Langeweile,
- Kommunikation durch gemeinsames Handeln,
- Stärkung des Selbstwertgefühls,
- Verbesserung von Körperhaltung, Beweglichkeit und Geschicklichkeit,
- Atmung, Herz, Kreislauf und der Stoffwechsel werden angeregt,
- Entspannung und
- Trainieren und Auffrischen des Gedächtnisses.

2.1 Begriff und allgemeine Hinweise

„Tänze im Sitzen sind wie Tänze zu Fuß mit festen, sich wiederholenden Bewegungsfolgen der Musik entsprechend aufgebaut. Die Bewegungsfolgen können und müssen – in Tempo, Anzahl und Schwierigkeit – immer den Fähigkeiten der einzelnen Tanzgruppe angepasst werden ..."

„Solange ein Mensch sitzen kann, kann er rhythmische Bewegungen ausführen, also tanzen. Auch ein durch Alter und Krankheit in seinen geistigen oder körperlichen Fähigkeiten eingeschränkter oder an den Rollstuhl gefesselter Mensch kann an Sitztänzen teilnehmen."[1]

Es wird nach altbekannten Melodien getanzt: Sei es aus dem Bereich der Volksmusik, der Klassik oder der Schlagerwelt. Dadurch werden Erinnerungen geweckt. Der Körper bewegt sich durch den vertrauten Rhythmus nach seinen Möglichkeiten wie von selbst.

Es gibt auch Tänze im Sitzen, die an vertraute Tätigkeiten anknüpfen, indem Tätigkeiten nachgestellt werden, zum Beispiel Kaffee kochen, Kuchen backen, Fenster putzen, Schneidern, Wandern, Rudern und vieles andere mehr.

Beim Vorbereiten einer Gruppenstunde sollte jedoch Folgendes beachtet werden:

– Die Bewegungen sollten den Teilnehmern Spaß machen.

– Auf Krankheiten und Alterserscheinungen der Senioren muss unbedingt Rücksicht genommen werden. Entsprechende Informationen müssen vorher eingeholt werden.
  • Keine ruckartigen und schnellen Bewegungen durchführen.
  • Kein festes Aufstampfen mit den Füßen.
  • Den Kopf nicht nach hinten in den Nacken biegen lassen.
  • Teilnehmer geistig und körperlich nicht überfordern.

– Ausgewählt werden sollten Musikstücke, die nicht zu schnell sind und nach denen sich die Teilnehmer rhythmisch bewegen können.

- Falls kein Kassettenrekorder mit Geschwindigkeitsregulierung vorhanden ist, reicht es meistens, die Anzahl der Bewegungen zu verringern. Mittlerweile gibt es auch CD-Rekorder mit Temporegler.

- Einzelne Bewegungsabfolgen sollten je nach Tanz auch einzeln geübt und erst nach Erlernen zusammengefügt werden – erst ohne und anschließend mit Musik.

- Wenn die Bewegungen von Anfang an mit Musik begleitet werden, empfiehlt es sich, die einzelnen „Tanzschritte" durch fantasievolles Erzählen klar und nachvollziehbar zu begleiten.

- Tanzgeräte (zum Beispiel Tücher, Bälle) motivieren durch ihren Abwechslungscharakter.

- Beim Sitztanz sollte möglichst der ganze Körper mit einbezogen werden, zum Beispiel durch leicht schüttelnde oder wackelnde Arm- und Beinbewegungen.

2.2 Beispiele aus der Praxis

1. Beispiel: Sitztanzgruppe im Altenpflegeheim

Seit März 1993 gibt es in den Rehabilitations- und Pflegeeinrichtungen Friedehorst in Bremen eine Sitztanzgruppe, die sich einmal wöchentlich trifft. Teilnehmerinnen sind elf Bewohnerinnen der Pflegestation im Alter von 45 bis 95 Jahren, darunter fünf Rollstuhlfahrerinnen.

Die Altenpflegerin ELKE WOHLFAHRT leitet die Gruppe eigenständig. Bei der Planung der Gruppenstunde wird ein Stundenbild erstellt. Dies ist während der Dienstzeit nicht zu schaffen. Mit viel Liebe und Engagement bereitet ELKE WOHLFAHRT die Gruppenstunden zu Hause vor, wählt Tänze, Melodien und Materialien aus und übt die Bewegungsabläufe zunächst selbst genau ein. Folgende Tipps hält sie bei der Vorbereitung einer solchen Gruppenstunde für wichtig:

– Bekannte Sitztänze müssen auf die Gruppe zugeschnitten werden, Texte, Musik und Bewegungsabläufe werden mit Blick auf Stil und Tempo ausgewählt bzw. angepasst.

– Der Wechsel der Rhythmen ist wichtig: Schnellere Sitztänze bringen die Teilnehmerinnen in Stimmung, langsamere sorgen für die nötige Entspannung.

Jeden Tanz muss sie selbst zu Hause einüben, um ihn dann sicher und gekonnt in der Gruppe vorführen zu können. Je nach Thema müssen Materialien besorgt werden oder gegebenenfalls selber angefertigt werden. Im zu beschreibenden Stundenbild werden folgende Hilfsmittel benötigt:

– bunte Servietten und Chiffon-Tücher,

– eine Kurzgeschichte zum Thema „Haushalt",

– und, falls vorhanden: eine alte Kaffeemühle.

Die Gruppenstunde beginnt mit der Begrüßung aller Teilnehmerinnen, die im Kreis sitzen. Beim Begrüßungslied, das zu einem festen Ritual gehört, fassen sich alle Teilnehmerinnen – soweit möglich – an. Es heißt: „Seid willkommen in unserem Kreis".

Den Auftakt bildet ein Sitztanz, der sich „Der schwungvolle Wiener"[2] oder auch Mittwochswalzer nennt: „Ich weiß nicht recht, ich weiß nicht recht, soll ich heut' tanzen gehen ..." – ein schwungvoller Muntermacher, dem sogleich ein alter Schlager folgt. Der Titel „Liebe kleine Schaffnerin"[2] aus den 40er Jahren ist den Seniorinnen noch in bester Erinnerung, und die Senioren sind sprichwörtlich mit Händen und Füßen dabei, winken mit den Armen, schunkeln ein wenig oder wippen mit den Füßen. Nach der Melodie des „River-Kwai-Marsches" wird anschließend „geschneidert": Alle Teilnehmerinnen halten ein Chiffon-Tuch oder eine Serviette in der Hand und tun mit Schneide- und Nähbewegungen so, als ob sie tatsächlich ein Kleid schneidern würden.

Kleine Atempausen zwischendurch dürfen nicht fehlen und Sitztänze wie der letztgenannte bieten den passenden Gesprächsstoff für diese Pausen – denn durch das „Schneidern" kommen die alten Damen schnell darauf zu sprechen, wie sie früher die Hausarbeit bewältigt haben: Man denke nur an die aufwändige Prozedur des Wäschewaschens. In diesem Zusammenhang bietet es sich an, eine passende Kurzgeschichte oder das Gedicht der „alten Waschfrau" von Adalbert Chamisso vorzulesen.

Dann folgt der Sitztanz „Kaffeemahlen", wobei zuvor eine alte Kaffeemühle herumgereicht wird. Besonders der letzte Tanz hat natürlich bei den Teilnehmerinnen den Kaffeedurst geweckt, so dass jetzt eine kleine Pause „mit Gedeck" eingelegt wird.

So gestärkt singen die Senioren C-A-F-F-E-E an oder ein Lied nach Wunsch.

Zum Ritual gehört der Abschiedstanz „Alle Knospen springen auf ..."[2] und das Abschiedslied der Gruppe „Nun müssen wir auseinandergehen".

Fazit: Wie wirkt sich das Tanzen im Sitzen auf die Heimbewohner aus?

– Das Gedächtnis wird immer wieder trainiert: Texte, Musikstücke und Tanzschritte gelingen immer besser.

– Manche Rollstuhlfahrer beteiligen sich, indem sie im Takt mit den Füßen wippen.

– Das Rhythmusgefühl wird verbessert.

– Die Gruppe wird von vielen Teilnehmern als eine Art Ersatzfamilie gesehen, die ihnen ein Gefühl von Zugehörigkeit und Geborgenheit vermittelt.

– Unter den Senioren entsteht ein Wir-Gefühl – eine Gruppenidentität, die durch gemeinsame Auftritte, zum Beispiel bei Sommerfesten noch verstärkt wird.

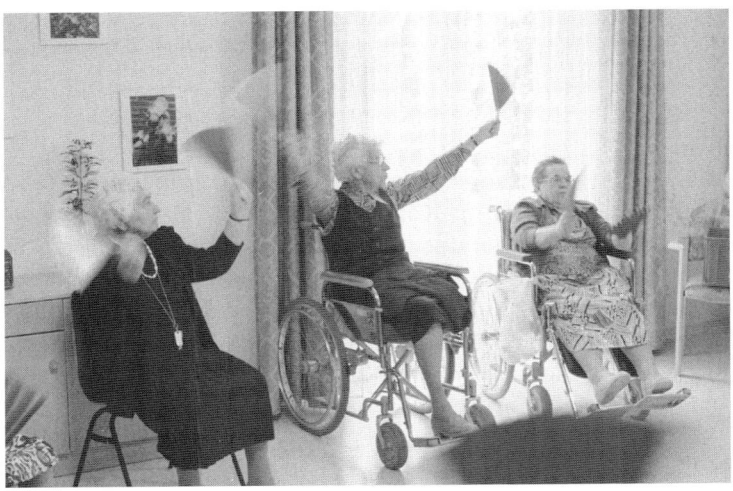

Tanz im Sitzen

2. Beispiel: Sitztanzgruppe in der Gerontopsychiatrie

Eine Gruppenstunde mit Sitztänzen läuft bei der Musiktherapeutin SILKE BEER im Fichtenhof der Bremer Heimstiftung anders ab. In der Regel nehmen 15 Damen und zwei Herren aus

der Gerontopsychiatrie an den wöchentlich stattfindenden Stunden teil. Wie bei der Musiktherapie geht es der Gruppenleiterin insbesondere um

- die Selbstbestimmung der Senioren,

- das „Wir-Gefühl": die Identifikation mit der Gruppe und dem Haus,

- Begleitung und Kontakt in Krisensituationen.

Die im folgenden Text erwähnten Sitztänze sind alle beim Bundesverband Seniorentanz erhältlich. Nach der Begrüßung machen die Teilnehmer bei der „Begrüßung im Polkatakt", so der Titel des Sitztanzes, schwungvoll mit. Danach fragt SILKE BEER, was sie sich als nächste Tanzmelodie wünschen: Auch hier ist der Klassiker der 40er Jahre „Liebe kleine Schaffnerin" sehr beliebt: Man spürt die Freude der eifrig Mitmachenden.

Es folgt ein heiter stimmendes Lied und der dazugehörige Tanz „Herthas Spaziergang: Komm doch mit, wir wollen heut' bummeln geh'n", bei dem die Heimbewohner ebenfalls fleißig mitmachen, und sich im Takt bewegen. Da es an diesem Sommertag sehr warm ist, wird anschließend der „Badespaß" gewünscht. Dieser Sitztanz beinhaltet viele gymnastische Elemente, doch die Senioren merken die Anstrengung nicht – mit Musik geht bekanntlich vieles besser ...

Dann bringt SILKE BEER das Thema „Erntezeit" ins Spiel und fragt, was alles gepflückt werden soll: Man entscheidet sich für die folgende Reihenfolge: Kirschen – Äpfel – Birnen – Pflaumen – Erdbeeren.

Nach dem Sitztanz „Apfelernte" wird also eifrig gepflückt und nach dem Prinzip „die Guten ins Töpfchen…" beim Sortieren gewissenhaft zwischen essbaren und faulen Äpfeln unterschieden. Jeder Arbeitsschritt ist hier gleichzeitig ein Tanzschritt.

Beim anschließenden „Waschtag" können sich die Teilnehmer wieder kräftig bewegen, denn Waschen war in früheren Zeiten schließlich eine schweißtreibende Angelegenheit. Nach einer kleinen Getränkepause geht es mit Chiffon-Tüchern weiter: Bei „Sportpalast"- und „Schneewalzer" winken die Teilnehmer im Takt mit den dünnen Stofftüchlein. Beim Schneewalzer singt eine Bewohnerin besonders inbrünstig mit – das Lied scheint freudige Erinnerungen bei ihr zu wecken.

Israelische Melodien erklingen beim Tanz „Kastanienbaum", bei dem sich die Senioren so bewegen wie die Blätter des Baumes, durch die Wind bläst.

Fast einstimmig wird dann der Tanz „Zirkus" gewünscht: Es ist ein sehr langer Sitztanz, der den Heimbewohnern sehr vertraut ist. Sie singen wieder kräftig mit und können von den vielseitigen Bewegungen, die im gesungenen Text sehr anschaulich beschrieben sind, gar nicht genug bekommen.

Eine schwungvolle „Samba" beendet die Nachmittagsstunde – sehr zum Bedauern der Heimbewohner.

Frage zur Vertiefung

Was können Sitztänze bewirken?

Anmerkungen

Mit Dank an ELKE WOHLFAHRT und SILKE BEER.

1 Marieluise Grotrian-Biermann, Tanzen im Sitzen: „Das hat mir geholfen – Das hilft mir", herausgegeben vom Bundesverband Seniorentanz e. V., Bremen, S. 14

2 CDs und Tanzbeschreibungen sind beim Bundesverband Seniorentanz e. V. erhältlich.

44

Zusammenfassung

Durch das Tanzen im Sitzen hat der ältere und behinderte Mensch die Möglichkeit, rhythmische Bewegungen durchzuführen. Der ganze Mensch wird angesprochen: Die Musik erreicht den Körper, den Geist und die Seele – Seniorentanz ist somit mehr als Bewegung, er ist ein Gemeinschaftserlebnis, bei dem die Teilnehmer mit Hilfe von Musik und Rhythmusfolgen Gefühle und individuelle Fähigkeiten wieder entdecken. Mögliche Auswirkungen sind:

- Herauskommen aus dem Alltag und Vergessen der körperlichen und seelischen Beschwerden,

- Erleben der Gemeinschaft und soziales Lernen,

- Stärkung des Selbstwertgefühls,

- Abbau von Berührungsängsten,

- Freude an der Bewegung und Entspannung,

- Erhalt und Verbesserung der Konzentrations- und Merkfähigkeit sowie der Beweglichkeit,

- Wecken von verschütteten Erinnerungen.

3 Seniorengymnastik im Altenpflegeheim

Ziel:
Der Leser erhält einen Einblick in den Alltag einer Gruppenstunde. Er soll verstehen, dass Bewegungsübungen in der Gruppe den Teilnehmern mehr Kontakt untereinander ermöglichen und dass Bewegungsübungen eine wertvolle Hilfe für den älteren Heimbewohner auch im Rahmen der aktivierenden Pflege sein können.

Wer besucht die Gruppenstunden?
60- bis 95-Jährige – meist Frauen – aus verschiedenen Altenpflegestationen – durchschnittliche Teilnehmerzahl: zwölf.

Wann und wo finden die Gruppenstunden statt?
Meistens morgens in den Tagesräumen der jeweiligen Stationen.

3.1 Ablauf einer Gruppenstunde

Eigentlich beginnt es mit dem gemeinsamen Hingehen oder Begleiten zur Gruppenstunde. Hier werden schon Kontakte gepflegt oder geknüpft. Zu Beginn der Stunde unterhalten sich die Teilnehmer erst einmal – diese „Aufwärmphase" dient der Entspannung und Lockerung. Es folgen dann leichte gymnastische Übungen (Musik). Dafür eignet sich gut die Musik von James Last oder auch Volks- und Stimmungslieder.

Je nach den individuellen Fähigkeiten der Teilnehmer folgen ca. zehn Minuten lang Lockerungsübungen, die das Herz und den Kreislauf in Schwung bringen sollen. Hilfsmittel wie Reifen, Bälle oder Sandsäckchen werden je nach Bedarf eingesetzt. Gegen Ende der Stunde wird noch ein Spiel mit einem Wasser- oder Plexiball angeboten. Damit lassen sich einfache Fußball-, Prellball- oder Fangspiele durchführen.

Beliebt ist, dass zum Ausklang der Stunde viel gesungen wird, wobei Volkslieder besonders gefragt sind.

Wer noch etwas auf dem Herzen hat, kann dies in einem persönlichen Gespräch mit der Gruppe, einzelnen oder mit der Gruppenleiterin besprechen.

Bei all dem muss aber wieder viel improvisiert werden. Die Gruppenstunden laufen nicht nach dem gleichen Schema ab, sondern richten sich in entscheidendem Maße nach den Wünschen und Fähigkeiten der Gruppenteilnehmer.

Das gemeinsame Zurückgehen in die Zimmer und auch das Begleiten von Sehbehinderten schaffen wieder Möglichkeiten der Begegnung.

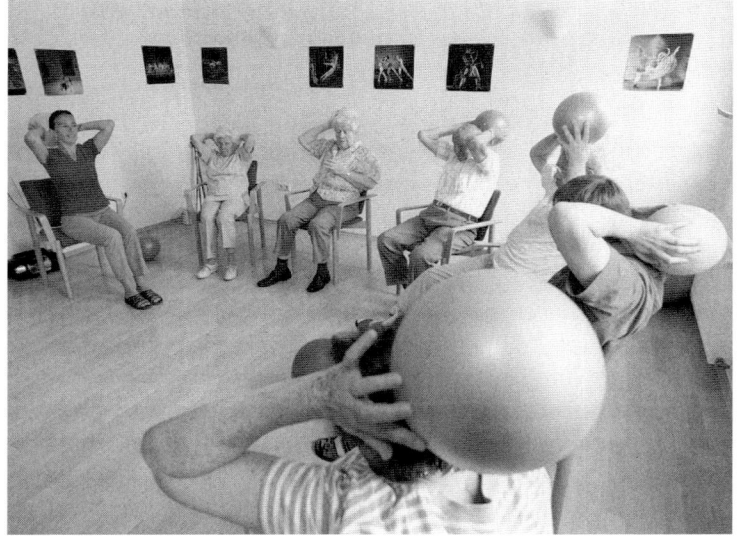

Senioren in Bewegung

3.2 Motivierung der Gruppenteilnehmer

Wodurch werden nun die älteren Heimbewohner motiviert, in eine solche Gruppe zu gehen?

– **Die eigene Entscheidung:** Man hat in früheren Jahren bereits erfahren, dass es gut ist, auch im Alter beweglich zu sein. Viele, die kommen, haben bereits eine „sportliche Vergangenheit".

– **„Mitgeh-Effekt":** Man hat gehört, dass es Spaß macht, in einer Gruppe mitzumachen. Andere Heimbewohner haben die Neuhinzugezogenen darauf aufmerksam gemacht und bringen sie einfach zur nächsten Gruppenstunde mit.

– **Aus Gründen der Unterhaltung und Abwechslung:** In Gesprächen kommt immer wieder heraus, dass viele Gruppenteilnehmer diese Gruppe vorwiegend besuchen, um Unterhaltung und Abwechslung zu haben. Einmal herauskommen aus den eigenen vier Wänden wird als wohltuend empfunden. Die Bewegungsübungen haben für die älteren Menschen oft nur eine sekundäre Bedeutung. Somit ist die Motivation der Teilnehmer oft genau entgegengesetzt zur Krankengymnastik, bei der in erster Linie die Bewegungsübungen als primäre Aufgabe betrachtet werden.

– **Als Fortsetzung der Einzelbehandlung durch eine Krankengymnastin:** Wenn eine Krankengymnastin festgestellt hat, dass die Einzelbehandlung nicht mehr viel bewirkt, empfiehlt sie vielen Patienten die Gruppengymnastik.

– **Auf Vorschlag der Ärzte, Schwestern und Altenpflegerinnen:** Aus medizinischen, pflegerischen und sozialen Gründen kann es gut sein, dass Heimbewohnern die Teilnahme an gruppengymnastischen Stunden empfohlen wird.

– **Nach intensiven Einzelgesprächen und Einzelgymnastik:** Bei manchen älteren Menschen müssen erst einmal einige Vorurteile wie „ach, dazu bin ich doch zu alt" im Gespräch aufgearbeitet werden. Nach einigen einzelgymnastischen Übungen und intensiver persönlicher Zuwendung im Gespräch erklären sich dann doch viele bereit, an der Gruppengymnastik teilzunehmen.

Was ist wünschenswert, um die Aktivitäten der Gruppenteilnehmer zu verbessern?

– **Einbeziehen der Bettlägerigen auf Pflegestationen:** Oft passen nur vier Betten in einen Tagesraum. Gerade für Bettlägerige ist es immer ein besonderes Erlebnis, einmal aus dem Zimmer herauskommen zu können.

– **Mehr Kleingruppenarbeit:** In kleinen Gruppen mit ca. fünf bis sechs Personen kann auf die Desorientierten und motorisch Unruhigen individueller eingegangen werden.

Fragen zur Vertiefung

1. Inwiefern erleichtert Musik – vor allem Instrumentalmusik – gruppengymnastische Übungen?
2. Überprüfen Sie unter Rückgriff auf Fachliteratur, was Gymnastik bei motorisch unruhigen Personen bewirkt und welche Formen der Gymnastik ihnen angemessen sind.

Anmerkung

Das Kapitel stützt sich auf die Angaben von Frau KERSTIN PIEPER, die in Friedehorst als Krankengymnastin tätig ist. Friedehorst ist eine diakonische Pflege- und Rehabilitationseinrichtung in Bremen-Lesum.

Zusammenfassung

1. Der Mitgeh-Effekt und das Zusammengehörigkeitsgefühl innerhalb der Gruppe sind wichtige Voraussetzungen für gelungene Stunden.
2. Leichte Übungen mit Musik erleichtern die gymnastischen Übungen, denn die vertrauten Klänge lassen die Anstrengung vergessen.
3. Ballspiele sind sehr beliebt.

4 Seniorensport

Ziel:
Seniorensport versucht folgende Ziele zu erreichen:
- die natürlichen Altersvorgänge zu bremsen,
- Geselligkeit zu ermöglichen,
- die Lebensqualität zu steigern durch physische, psychische und soziale Erlebnisse,
- neue Lern- und Erfahrungssituationen auch im dritten Lebensabschnitt. [1]

4.1 Bewegungsaktivierung im Alter

Der motorisch-biologische Bereich
Die Verbesserung der körperlichen Leistungsfähigkeit soll den alten Menschen in die Lage versetzen, den Anforderungen des Alltags mit weniger Mühen zu genügen. Durch die Bewegungsfähigkeit und das Bewegungskönnen wird Folgendes erreicht:
- Bewegungssicherheit und Aktionsradius bleiben erhalten und werden sogar erweitert,
- der Ältere erfährt, wie vielseitig sportliche Bewegungsaktivitäten sein können,
- er nimmt am Sport teil, erwirbt Können, lernt etwas Neues hinzu.

Als biologisches Grundgesetz gilt: „Nur Tätigkeit erhält die Organfunktion." Aktivität hat dann zur Folge:
- eine Verzögerung der Alterungsprozesse (was wiederum Unfallrisiken verringert),

- verbesserte Körper- und Bewegungsfunktion (wodurch Wohlbefinden und Zufriedenheit gesteigert werden),
- eine Erweiterung der sportlichen Erlebniswelt und Aufbau von Selbstvertrauen.

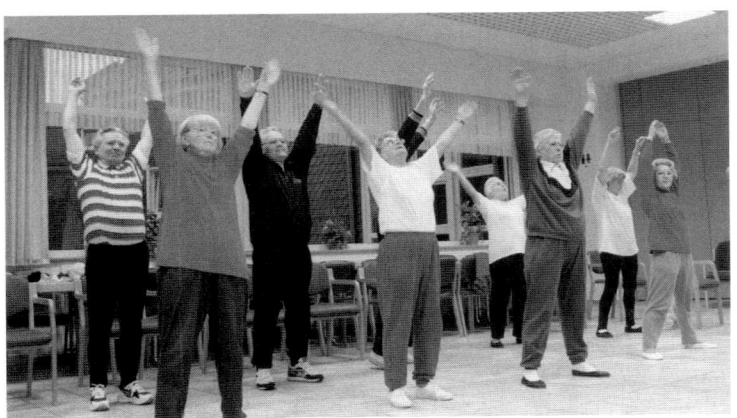

Seniorensportgruppe

Bewegungen können auch im Alter trainiert werden. Ältere Menschen erreichen dadurch, dass sie besser mit Alltagssituationen fertig werden. Schon einfache Übungen gehören dazu: Schuhe zumachen, Haare zurechtmachen, die Hände ausschütteln oder den Bauch einziehen. Der Erfolg wird an der Verbesserung körperlicher Funktionen sichtbar.

Beispiel

In einem Altenpflegeheim war eine ältere Dame schwer gestürzt. Neben den Gehübungen mit dem Personal war es wichtig, dass sie auch allein einfache Finger-Greifübungen, zum Beispiel mit einem Gummiball, durchführte.

Der affektiv-psychische Bereich

Sport bezweckt neben der motorischen Übung und Verbesserung auch eine positive Einflussnahme auf die seelische Gestimmtheit. Durch eine Stabilisierung der psychischen Struktur erreicht man – *Wohlbefinden – Vitalität und Aktivität.* Starke seelische Impulse sind wichtig:

– nicht nur die Entspannung und Ablenkung sind es, sondern die Freude über den Leistungszuwachs und die Überwindung des inneren Trägheitsmoments,

– Sport vermittelt Erlebnisse des „Jungseins",

– „Sich-bewegen" ist auch ein Weg zu sich selbst.

Das seelische Wohlbefinden soll bei den Teilnehmern spürbar gemacht und die Lebensfreude geweckt werden.

Die Lebensfreude wird gesteigert, wenn man sich durch ständige Übung verbessert. Auch die Erfahrung, in der Bewegung sich selbst zu entdecken, ist einigen Teilnehmern möglich. Im Alter noch spontan zu sein wird als beglückend empfunden.

Beispiel

Das Hineinhorchen in die Musik beschwingt; Musikerlebnis und Bewegung können helfen, Spannung und Entspannung besser zu unterscheiden. Eine bessere Entspannungsfähigkeit kann erreicht werden.

Der sozial-kommunikative Bereich

Zum menschlichen Miteinander gehört die Kontaktfähigkeit als Mitteilen- und Zuhörenkönnen. Kontakt beinhaltet

- Rücksichtnahme und Verantwortung im Umgang mit dem Partner,

- das Wahrnehmen des Anderen,

- dass sich ein Selbstwertgefühl entwickelt,

- Identität gewonnen und

- Eigenverantwortung übernommen wird.

Der Mensch ist ein soziales Wesen, ist auf soziale Kontakte angewiesen. Mit dem Altwerden gehen aus unterschiedlichen Gründen Kontakte verloren; der damit oft verbundenen Inaktivität ist entgegenzuwirken. So lernt der ältere Mensch in der Auseinandersetzung mit anderen Menschen, seine Situation besser abzuschätzen und zu beurteilen.

Soziale Kontakte können schon durch einfache spielerische Übungen hergestellt werden – auch bei Bewegungsbehinderten – durch

- Berührungskontakte,

- Blickkontakte/Augenzwinkern,

- die Übung, einen Ball einander zuzurollen.

Hierbei muss der Gruppenleiter behutsam Spiele auswählen, die die Gruppenteilnehmer weder unter- noch überfordern. Das Verbindende in Gruppen wird die gemeinsame Lebenssituation sein.

Partnerübungen können die Kondition und Beweglichkeit fördern. Durch das Prinzip des „Führens und Folgens" lernen die

Teilnehmer, behutsamer und sensibler miteinander umzuge-
hen.

Gut ist es, wenn Teilnehmer selbst Spiele oder Spielvarianten
ausprobieren. Wichtig dabei ist immer wieder, dass kein Kon-
kurrenzdenken entsteht.

Der kognitiv-rationale Bereich

Der Gruppenleiter sollte Kenntnisse an die Gruppenteilnehmer
weitergeben:

Jeder Gruppenteilnehmer muss wissen, warum er etwas tut.
Eine selbstständige sportliche Betätigung sollte als eine be-
wusste Lebensgestaltung angesehen werden. Wichtig dabei ist:

- mitdenkendes Üben,
- Entwicklung des Bewegungsgedächtnisses,
- Interesse, gegebenenfalls kritische Auseinandersetzung mit
  Sport als gesellschaftlich bedingtem Lebensbereich.

Nur problemorientiertes, einsichtiges Lernen führt zu Verhal-
tensänderungen. Die Übungsanwendung sollte zu Hause oder
im Urlaub erfolgen. Das erfordert Durchstehvermögen und
setzt Sachkenntnis voraus. Da die Lernfähigkeit älterer Menschen geringer ist, sind besondere „Lernhilfen" nötig. Die Teil-
habe an der sozio-kulturellen Umwelt und damit Mitwirkung
an der Ausgestaltung von Seniorensport sind wichtig.

Beispiel

*Beispiele: Eine 78-Jährige hatte nie zuvor geturnt. Sie er-
kannte, dass dies für sie wichtig ist und setzte alle Energie*

ein, um noch in ihrem Alter – ihren individuellen Fähigkeiten entsprechend – neue Bewegungsformen zu erlernen. Sie war in hohem Maß motiviert.

Ein weiteres Beispiel: Eine 72-Jährige hatte sich im letzten Jahr in der Schweiz einen Bänderschaden am Fußgelenk zugezogen. Da sie vorher oft Lockerungsübungen „von Kopf bis Fuß" im Gymnastikkurs mitgemacht und mit bedacht hatte, war es für sie selbstverständlich, auch ohne Übungsleiter das zu tun, was sie für sich als wichtig erkannt hatte.

4.2 Welche Sportarten lassen sich im Alter noch ausüben?

Es gibt viele Sportarten, die man „lebenslang", das heißt bis ins hohe Alter, ausüben kann, wenn man sie in jüngeren Jahren erlernt hat und keine Einschränkungen durch Erkrankungen des Kreislaufs, der Gelenke oder der Muskulatur gegeben sind.

Für ungeübte Senioren sind weniger die sporttechnisch bestimmten Sportarten bedeutsam, sondern eine allgemeine, vielseitige und möglichst regelmäßig ausgeübte Bewegungstätigkeit. Dazu gehören Alltagsbewegungen wie

– Gehen,

– sich Recken und Räkeln,

– Dehnen,

– Drehen,

– Bücken,

- Greifen,
- Schieben,
- Tragen,
- Treppensteigen und vieles mehr.

Einfache Formen der Gymnastik, auch im Sitzen (bei geöffnetem Fenster) sind

- Tanzen,
- kleine Spiele,
- Wassergymnastik,
- Wandern und vieles mehr.

Schnellkraftübungen sollte man meiden; stattdessen sollten Koordinationsaufgaben wie

- Aufgaben zur Reaktionsschulung,
- Übungen zur Verbesserung der Gelenkbeweglichkeit,
- Gleichgewichtsübungen und
- Ausdaueranforderungen

im Vordergrund stehen.

Bedeutsame methodische Grundsätze sind:

- mitdenkendes Üben,
- Förderung des Bewegungsgedächtnisses,
- Wahrnehmen der eigenen Körperbewegung und der Atmung.

Anmerkung:
Die meisten Angaben hierzu verdanken sich Gesprächen mit Frau Professor Gisela Bentz vom Bundesausschuss für Frauensport beim Deutschen Sportbund.

Fragen zur Vertiefung

1. Nennen Sie die vier Bereiche der Bewegungsaktivierung.
2. Welche methodischen Grundsätze sind zu beachten?
3. Was könnte man unter „mitdenkendem Üben" verstehen?

Zusammenfassung

Bewegungsaktivierung umfasst vier Aspekte oder Bereiche:

1. *Der motorisch-biologische Bereich:*
   Die Verbesserung der körperlichen Leistungsfähigkeit soll dem alten Menschen helfen, den Anforderungen des Alltags ohne große Mühen zu entsprechen.

2. *Der affektiv-psychische Bereich:*
   Durch eine Stabilisierung der psychischen Struktur erreicht man – Wohlbefinden – Vitalität – Aktivität.

3. *Der sozial-kommunikative Bereich:*
   Zum menschlichen Miteinander gehört die Kontaktfähigkeit als Mitteilen- und Zuhörenkönnen.

4. *Der kognitiv-rationale Bereich:*
   Der Gruppenteilnehmer soll erkennen, warum gerade diese Übungen für ihn wichtig sind.
   Er muss wissen, warum er etwas tut.

5. *Methodische Grundsätze sind:*
   – mitdenkendes Üben,
   – Förderung des Bewegungsgedächtnisses,
   – Wahrnehmen der eigenen Körperbewegung und der Atmung.

5 Musiktherapie in der Gerontopsychiatrie

Ziele:

„Musiktherapie knüpft an die Erfahrungen der GruppenteilnehmerInnen an, die sie in ihrem Leben im Umgang mit Musik gemacht haben. Ein weiteres Ziel dieser Arbeit ist es, sein Gegenüber und sich selbst in einem anderen als dem alltäglichen Zusammenhang wahrzunehmen und schätzen zu lernen. So werden die Gemeinschaft und das Verständnis füreinander gefördert."[1]

5.1 Bedeutung der Musiktherapie

„Der Kern von Musiktherapie besteht in der Wirkung von Musik auf den Menschen und zwischen Menschen – ein Geschehen nichtsprachlicher Natur."[2] – So beschreibt es HANS-HELMUT DECKER-VOIGT, Direktor des Instituts für Musiktherapie an der Universität Hamburg.

Ähnliche Erfahrungen hat auch SILKE BEER, Musiktherapeutin in der gerontopsychiatrischen Fachabteilung des Seniorenheimes „Fichtenhof" in Bremen gemacht: „Durch gemeinsames Improvisieren, Musizieren und Singen, aber auch durch das gemeinsame Hören von Musik treten die Teilnehmer in einen Kommunikationsprozess ein. Erinnerungen werden geweckt, Gefühle kommen zum Ausdruck, bevor – oder auch ohne dass – ein Gespräch darüber stattfindet."[1]

Musiktherapeuten werden in ihrem Studium musikalisch, psychologisch und medizinisch ausgebildet. Sie „begleiten Menschen auf ihrer Entdeckungsreise in die Welt der Klänge", wie Silke Beer es formuliert. „Sie geben Anregungen und nehmen Stimmungen auf. Gleichzeitig machen sie den Teilnehmern Mut, etwas auszuprobieren und neue, verborgene Fähigkeiten an sich zu entdecken."[1]

5.2 Beispiel aus der Praxis

An zwei Tagen in der Woche treffen sich Bewohner der gerontopsychiatrischen Fachabteilungen des Hauses „Fichtenhof" der Bremer Heimstiftung, um miteinander unter Begleitung der Musiktherapeutin zu musizieren. Die Teilnehmer leben seit einigen Jahren im Heim und haben teilweise jahrelange Erfahrungen in der Psychiatrie hinter sich. Die elf Damen und der Herr im Alter zwischen 58 und 80 Jahren weisen folgende Krankheiten auf:

- psychotische Erkrankungen,

- Schizophrenie,

- manisch-depressive Symptome,

- Depressionen,

- Auswirkungen eines Schädelhirntraumas.

Die meisten haben früher gerne gesungen oder ein Musikinstrument gespielt. Einige haben Notenkenntnisse. Die Musiktherapeutin Silke Beer leitet diese Gruppe seit 1995, nur eine Teilnehmerin ist von Anfang an dabei.

Durchführung einer Gruppenstunde

Nach und nach kommen die Teilnehmer in den Raum, unterhalten sich und bekommen ein Getränk nach Wahl eingeschenkt. Der teilnehmerorientierte Ansatz zieht sich durch die ganze Stunde:

Gefragt wird, ob mit einem Lied oder gleich mit den Musikinstrumenten begonnen werden soll. Die Gruppe entscheidet sich für Singen und ein Teilnehmer wünscht sich ein Lied aus den bereitliegenden Liederbüchern. Das Volkslied „Jeden Morgen geht die Sonne auf" kennen viele und es wird kräftig mitgesungen, von der Gitarre begleitet. Danach wünscht sich eine Teilnehmerin das Sommer- und Kirchenlied „Geh aus mein Herz und suche Freud", bei dem die Teilnehmer ebenfalls engagiert einstimmen. Ebenso gut gelingt der anschließende Kanon in zwei Gruppen.

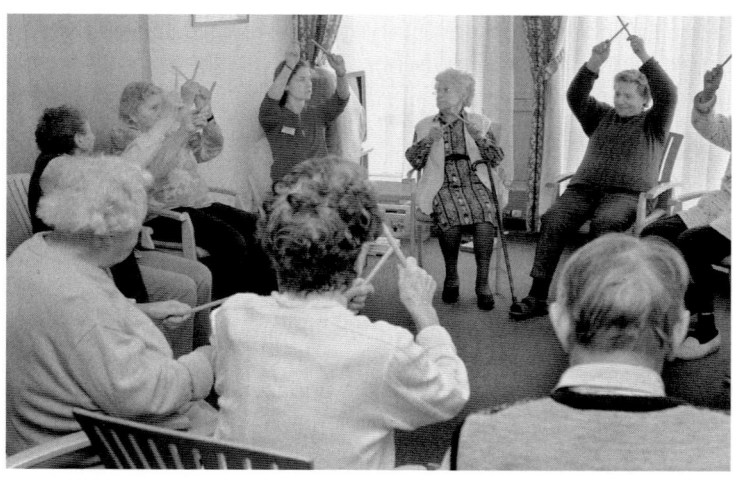

Musiktherapie

„Beim Kauf der Musikinstrumente hat SILKE BEER sehr darauf ge-
achtet, dass diese nicht irgendwie dem Kinderspielzeug äh-
neln, denn „der Weg zu einer gemeinsamen Instrumental-Mu-
sizierrunde ist weit. Anfangs gilt es, verschiedene Hindernisse
zu überwinden von: ‚Ob ich das wohl kann?' bis zu ‚Das ist ja
Kinderkram'. Auch eine musiktherapeutische Einzelarbeit
kann vor einer Integration in eine Gruppe nötig sein. Zunächst
wird eine gemeinsame Rhythmusübung durchgeführt: Einer
der Teilnehmer gibt einen Rhythmus vor, den die anderen zunächst anhören, um ihn in einem weiteren Schritt mitzuspie-
len. Durch dieses Sich-Aufeinander-Einschwingen kommt es,
mehr noch als beim gemeinsamen Singen, zu einem starken
Gemeinschaftserlebnis."[1]

Dann folgt ein von den Teilnehmern gewünschtes Lied, das mit
den Musikinstrumenten begleitet wird. Schwieriger ist es, ein
Lied zu erraten, das nur mit der Trommel im Takt von einer Bewohnerin vorgetragen wird. Doch die Gruppe hat schon ein er-
staunliches Gehör entwickelt, zu erraten, um welche bekannte Melodie es sich handelt.

In einer anderen Übung beginnt ein Teilnehmer auf seinem Instrument zu spielen, und der Reihe nach setzen alle anderen ein.
Mit jedem Teilnehmer und seinem Instrument verändert sich der
Gesamtklang: Erst wird er immer stärker, dann ebbt er langsam
ab, indem einer nach dem anderen zu musizieren aufhört. Meist
lauschen alle noch einen Moment dem letzten, gerade verklin-
genden Ton nach. Oft endet eine solche Sequenz mit dem Kom-
mentar: „Das war schön!" und die anderen nicken lächelnd.

„Es geht in dieser Übung darum, sich selbst als ein Teil des Ganzen wahrzunehmen, aber auch seinem jeweiligen Nachbarn zur Rechten und zur Linken zuzuhören, um den richtigen Zeitpunkt des Einsatzes zu erwischen. Außerdem hat jeder die Möglichkeit, individuell ins musikalische Geschehen einzugreifen, da er ‚seinen' Rhythmus einbringt", erklärt SILKE BEER das Ziel der Übung.

Zwischendurch geht die Musiktherapeutin auf Fragen und Wünsche der Gruppe ein. Locker und souverän fragt sie, wie gestern der Grillnachmittag war und baut sogleich eine kleine Gedächtnistrainingsrunde ein: Was gehört alles zum Grillen? Die Antworten sprudeln nur so – die Vorfreude auf das bevorstehende Sommerfest ist geweckt.

Mit einem von den Teilnehmern gewünschten Abschiedslied, begleitet von den Musikinstrumenten, die sie immer noch in der Hand haben, wird die Stunde beendet.

Fragen zur Vertiefung

1. Was ist das Besondere an der Musiktherapie?

2. Welche Elemente sollte Ihrer Meinung nach eine Gruppenstunde enthalten?

Anmerkungen

Mit Dank an SILKE BEER.

1 Silke Beer, Von eigenen und fremden Rhythmen. Bremer Heimstiftung – aktuell 3/1998

2 Hans-Helmut Decker-Voigt, ebenda

Zusammenfassung

1. Sehr wichtig ist der teilnehmerorientierte Ansatz – sei es bei der Wahl eines Liedes oder eines Musikinstrumentes.

2. Durch gemeinsames Improvisieren, Musizieren und Singen, aber auch durch das gemeinsame Hören von Musik kommen sich die Teilnehmer näher.

6 Kochgruppe im Altenpflegeheim

Ziel:

Der Leser soll erfahren, wie positiv sich das gemeinsame Kochen in einer Gruppe auswirken kann. Zum einen ist das Selberkochen nach alten Rezepten etwas Besonderes, weil das Essen ganz anders schmeckt als das aus der Großküche. Zum anderen sind es das Gefühl des Gebrauchtwerdens und die Verantwortung für das Gelingen des Essens. Die Freude am gemeinsamen Arbeiten schafft Erfolgserlebnisse. Gleichzeitig wird das Sozialverhalten gefördert: Man lernt Rücksicht auf Mitbewohner, die langsamer, vergesslicher oder motorisch eingeschränkt sind. Der Meinungs- und Erfahrungsaustausch kommt nicht zu kurz und das Lang- und Kurzzeitgedächtnis werden dabei fast spielend trainiert. Das gemeinsame Planen, Überlegen und Entscheiden trägt sehr zur Stärkung des „Wir-Gefühls" bei.

Im Folgenden wird eine Kochgruppe vorgestellt, die sich aus sechs Frauen im Alter von 67 bis 91 Jahren zusammensetzt. Die Teilnehmerinnen weisen unterschiedliche Behinderungen auf: Gehbehinderung, Gleichgewichtsstörungen, instabiler Kreislauf, Schlaganfall: linke Seite beeinträchtigt, Zucker und Alzheimer Krankheit. Diese kommen von verschiedenen Stationen der Altenpflegeheime der Vereinigten Anstalten der Inneren Mission in Bremen-Lesum.

6.1 Die Entwicklung der Kochgruppe

Die Entwicklung dieser Gruppe und ihrer Mitglieder beschreibt Frau ULRIKE FALLE-KATARZYNSKI so:

„Es war damals keine Schwierigkeit, eine weitere Kochgruppe im Pflegeheim einzurichten. Interessenten gab es genug, denn es ist viel reizvoller, sein eigenes Menü zusammenzustellen und zuzubereiten. Da weiß man, was man isst, weil es gute Hausmannskost ist, nach bewährtem, altem Rezept!

Für einige Bewohnerinnen war es anfangs etwas schwierig, sich in die Gruppe einzugewöhnen, Aufgaben zu teilen und fremde Ideen und Arbeitsweisen zu akzeptieren. Aber mit der Zeit ist die Gruppe zusammengewachsen, und die Bewohnerinnen haben gelernt, sich gegenseitig mit ihren Behinderungen, Schwächen und daraus resultierenden Einschränkungen (Vergesslichkeit, Verlangsamung, Verwirrtheit u. a. m.) anzunehmen.

Nach und nach hat sich eine noch sehr aktive Bewohnerin zur Gruppenführerin entwickelt. Ab und zu muss ihr Kommandoton gezügelt werden, damit die anderen Gruppenmitglieder auch zum Zuge kommen.

Durch das Gefordertsein in der Kochgruppe und das Arbeiten an einem gemeinsamen Ziel sind die Bewohnerinnen wie ausgewechselt. Müdigkeit, Abwesenheit der Gedanken und Apathie sind wie weggeblasen. Man kann sehen, wie die Bewohner aufleben und viele Erinnerungen und Ideen geweckt werden."[1]

6.2 Verlauf einer Gruppenstunde

Vorbereitungen
Die Bewohnerinnen schlagen abwechselnd vor, was in der nächsten Woche gekocht wird: zum Beispiel ein Lieblingsge-

richt oder etwas, was es schon lange nicht mehr zu essen gab. Meistens dauert es lange, bis der erste Vorschlag kommt, aber dann sprudeln die Ideen! Oft wird demokratisch abgestimmt, wenn sich die Teilnehmerinnen für ein bestimmtes Menü entschieden haben. Danach wird gemeinsam überlegt, was dafür alles eingekauft werden muss und wie viel. Auf einem Einkaufszettel werden auch die Mengenangaben vermerkt. Sicherlich wäre es gut, wenn der Einkauf gemeinsam mit den Bewohnerinnen erfolgen könnte. Da die Ergotherapeutin jedoch mit etlichen anderen Aufgaben zu tun hat, bleibt dafür keine Zeit, und der Einkauf wird von ihr montags nach der Arbeit alleine durchgeführt.

Die Kochgruppe trifft sich jeweils dienstags von 10:15 bis 12:45 Uhr in einem Raum von Friedehorst, der extra für diesen Zweck hergerichtet wurde, mit Kochgelegenheit, Spüle usw. Eine Kochgruppe von höchstens sechs bis acht Personen kann dort wirken.

Es beginnt damit, dass die Bewohnerinnen von den Stationen abgeholt werden, soweit sie nicht selber kommen können.

Es beginnt mit einem gemütlichen Teetrinken – mit Kluntjes und Sahne. Zur Einstimmung wird sich herzlich begrüßt, und Neuigkeiten werden ausgetauscht. Dann werden die Schürzen verteilt, wobei jede Bewohnerin ihre bestimmte hat. Dann wird der Einkaufskorb ausgeräumt und begutachtet. Man spricht über die Preise, Angebote und schätzt die Gewichte. Es wird geschnuppert, gefühlt und probiert!

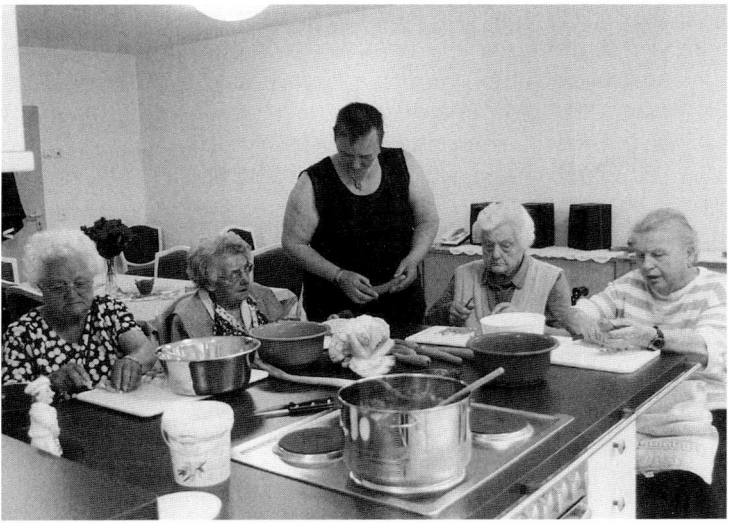

Senioren bei der Essenszubereitung

Zubereitung der Mahlzeit

Beispiel

Frikadellen, Blumenkohl mit holländischer Soße, Kartoffeln, Quarkspeise.

Gemeinsames Überlegen, was zuerst gemacht werden muss:

- *Aufgabenverteilung nach dem Motto „Wer möchte gern ...?"*

- *Um die Kartoffelmenge richtig zu portionieren, nimmt sich jede Bewohnerin so viele Kartoffeln, wie sie gerne essen möchte und schält.*

- *Die Ergotherapeutin hält sich so weit wie möglich zurück und lässt die Teilnehmerinnen so lange wie möglich alleine arbeiten und springt nur dann ein, wenn Hilfe verlangt wird oder eine Bewohnerin nicht zurechtkommt. Es ist auch immer wieder schön zu beobachten, dass sich die Teilnehmerinnen gegenseitig helfen.*

- *Während des Essenszubereitens kommen den Bewohnerinnen sehr viele Erinnerungen, und es wird munter erzählt und ab und zu auch gesungen.*

- *Sehr stolz ist die Gruppe auf eine der geschicktesten „Zwiebelschneiderinnen Bremens": Jedes Mal wird sie von den anderen Teilnehmerinnen bewundert und gelobt, wenn sie eine Zwiebel in der Hand kleinst und feinst schneidet – ohne Tränen und Schniefen!*

- *Ganz wichtig ist das Probieren, Abschmecken einer Speise oder Soße in der Gruppe. Jeder bekommt einen Löffel, und dann wird geprüft und abgeschmeckt und gemeinsam beraten, was eventuell noch fehlen würde!*

Tisch decken
Die Gruppe besitzt ein Sortiment von Servietten und Kerzen in unterschiedlichen Farben. Der Tisch wird von den Teilnehmerinnen immer sehr liebevoll gedeckt, denn das Auge will auch mitessen ...

Das gemeinsame Mittagessen
Meist ist das Essen genau um 12:00 Uhr fertig, wenn die Mittagsglocke von Friedehorst läutet. Dann sitzen alle am Tisch und haben ihre Teller gefüllt. Nach dem gegenseitigen „Guten-Appetit"-Wünschen genießen alle ihr Essen. Erst ist es oft

ganz still, und dann wird Lob ausgeteilt. Bisher soll es immer gut geschmeckt haben – auf jeden Fall besser als das Essen aus der Großküche! Sehr bezeichnend ist das, was einmal eine Bewohnerin äußerte: „Und wenn es auch nicht schmeckt, dann schmeckt es doch, denn es ist ja selbst gemacht …".

Abwasch und Abtrocknen

Am großen Gruppentisch findet der gemeinsame Abwasch statt. Eine Bewohnerin meldet sich zum Abwasch, die anderen trocknen das Geschirr ab. Dei schweren Töpfe und Pfannen werden von der Ergotherapeutin übernommen. Die nassen Geschirrtücher werden zuletzt zum Trocknen auf den Wäscheständer gehängt.

Abschied

Zum Schluss werden die Schürzen abgebunden und aufgehängt. Noch einmal wird ein Lob auf das gemeinsam gelungene Mittagessen ausgesprochen, und dann wird auf die einzelnen Stationen zurückgekehrt.

Beliebte Gerichte

– Kartoffelpuffer mit Apfelmus,

– Blutwurst gebraten und Himmel und Erde (Äpfel und Kartoffeln),

– Apfelpfannkuchen,

– Eintopf wie Steckrübeneintopf und Irish Stew,

– jahreszeitlich bedingte Menüs wie

- Kohl und Pinkel (Grünkohl und Grützwurst),

- Spargel und Schinken,

- Matjes und Pellkartoffeln,

– zum Nachtisch: Pudding.

Bestimmte Gebräuche und Rituale

Die Vorgehensweise ist immer die gleiche; sonst würde in der Gruppe eine zu große Unruhe aufkommen: Eine ruhige, gleich bleibende Arbeitsweise ist für die zum Teil verwirrten, vergesslichen Bewohnerinnen von Vorteil.

Als positiv wird empfunden:

– immer die gleiche Sitzordnung,

– jeder hat seine bestimmte Schürze,

– die Schüssel für den Abwasch steht immer an der gleichen Stelle,

– der Ablauf der Gruppenstunde ist immer der gleiche, beginnend mit dem Teetrinken und dem Auspacken des Einkaufskorbes,

– zum Geburtstag gibt es ein Ständchen!

Was ist inzwischen erreicht worden?

Im Gegensatz zum Stationsalltag sind die Bewohnerinnen in der Kochgruppe sehr emsig. Sie zeigen Freude am gemeinsamen Tun und unterhalten sich ungezwungen während des Arbeitens und Essens. Nach Beendigung der Gruppenstunde kann man in zufriedene Gesichter schauen. Für Frau FALLE-KATAR-

ZYNSKI ist dies der schönste Dank, und sie ist mit ihrer Kochgruppe sehr zufrieden, denn ihr oberstes Ziel ist es, dass sich die Bewohnerinnen wohlfühlen.

Kommentar zur Kochgruppe

Bei dieser Kochgruppe kann man gut erkennen, wie eine Gruppe und damit jeder Einzelne in der Gruppe gefordert und gefördert wird. In einer kleinen überschaubaren Gruppe kann sich der Einzelne – trotz mancherlei Behinderungen – so weit wie möglich noch entfalten. Inzwischen ist ein starkes „Wir-Gefühl" entstanden: Auch außerhalb der Gruppenstunde erkennt man sich wieder und begrüßt sich herzlich. Recht deutlich reagierte eine Teilnehmerin auf die Frage, ob noch mehr zu dieser Gruppe gehören: „Nein, das reicht, denn viele Köche verderben den Brei ...".

Als Außenstehender spürt man, dass hier eine warmherzige Atmosphäre herrscht. Es zeigt sich auch hier, dass kontinuierliche Gruppenarbeit erhebliche Fortschritte für die Gruppe und den Einzelnen bringen. Sehr wichtig ist es bei dieser Gruppe, dass eine Vertrauens- bzw. Bezugsperson jedes Mal als Ansprechpartnerin für sie da ist. Überzeugend ist der bis ins Detail durchgeführte, teilnehmerbezogene Ansatz der Ergotherapeutin, die die Teilnehmerinnen bei allen sie betreffenden Entscheidungen miteinbezieht. Nicht zuletzt sind es die Liebe und das Engagement für den älteren und behinderten Menschen, die bewirken, dass der „berühmte Funke" überspringt und hier eine hoffnungsvolle Arbeit geleistet wird, der viele Nachahmer zu wünschen sind.

Frage zur Vertiefung

Welche Auswirkungen kann das Kochen oder Backen mit Älteren haben?

Anmerkung

1 Diese und die weiteren Angaben stammen von der Ergotherapeutin ULRIKE FALLE-KATARZYNSKI.

Zusammenfassung

1. Gemeinsames Kochen erfreut sich auch im Alter großer Beliebtheit.

2. Es ist eine Art Gedächtnistraining, zu überlegen, was für das geplante Essen benötigt wird.

3. Das gemeinsame Mittagessen ist der Höhepunkt für die Gruppe.

4. Das Wir-Gefühl wird durch das gemeinsame Planen, Überlegen und Entscheiden gestärkt.

7 Kunsttherapie im Altenpflegeheim

Ziele:
Bei der Kunsttherapie gilt es, die Möglichkeiten des künstlerischen Ausdrucks und des Gestaltens zu fördern. Hierbei wird an die noch vorhandenen Fähigkeiten der Gruppenteilnehmer angeknüpft, um künstlerische Möglichkeiten zu entdecken. Durch Ermutigung und Ermunterung erlangen die alten Menschen die Selbstsicherheit, ihren eigenen Gestaltungsprozess positiv zu bewerten.

In diesem Kapitel werden zwei Gruppen in den diakonischen Rehabilitations- und Pflegeeinrichtungen Friedehorst vorgestellt, die kunsttherapeutisch arbeiten. Es handelt sich hierbei um eine Malgruppe und eine Werkgruppe. Trotz unterschiedlicher Arbeit haben die beiden Gruppen eines gemeinsam: Hier finden Menschen mit unterschiedlichen Erkrankungen zusammen.

1. Beispiel aus der Praxis: Maltherapie
Als Ziel ihrer Arbeit nennt die Kunsttherapeutin ANDREA TRUZENBERGER „die Förderung künstlerischen Ausdrucks und Gestaltens." Dahinter steckt ein Konzept, das sich vor allem auf die drei Säulen Orientierung, Aktivierung und biografische Anbindung stützt.

Sehr anschaulich wird ihre Arbeit in einer ihrer Malgruppen. An einem Vormittag kommen drei Rollstuhlfahrerinnen und eine ältere Frau mit einem Rollator in den Kunsttherapieraum. Die Frauen sitzen an Tischen. Vor ihnen liegt ein DIN-A3-Bogen

Zeichenpapier, der an den vier Seiten mit Tesakrepp befestigt wird. Tuschkästen, Pinsel und Wassergläser werden auf die Tische gestellt. Eine Frau möchte an dem bereits beim vorigen Mal begonnenem Bild weiterarbeiten.

Zunächst fragt ANDREA TRUZENBERGER, was die anderen Frauen malen möchten. Da keine Reaktion kommt, schlägt sie ihnen vor, einen Vogel zu malen. Sie zeigt ihnen verschiedene Vögel, die in Zeitschriften abgebildet sind, damit die Frauen eine Vorlage haben. Keine von ihnen kann sich für die Eule in Großformat entscheiden. Stattdessen wählen sie alle einen kleinen Singvogel, nachdem sie recht lange überlegt haben, welcher es denn nun sein soll.

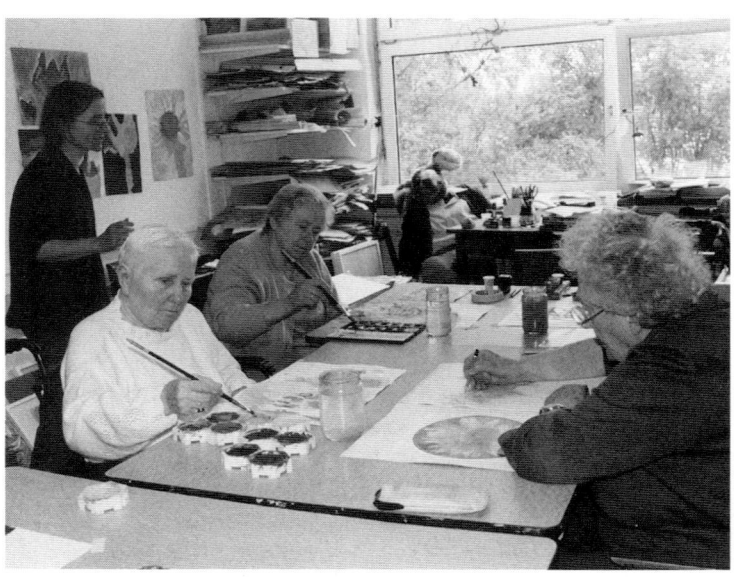

Ganz bei der Sache

Nun fragt ANDREA TRUZENBERGER, ob die Frauen den Vogel aus der Illustrierten ausschneiden wollen. Einer der alten Damen fällt das schwer und sie ist für die Hilfestellung dankbar. Eine andere bittet um einen Bleistift, um die Konturen eines Vogels vorzuzeichnen, so fühlt sie sich sicherer. Die Kunsttherapeutin geht jeweils von einer Frau zur anderen, fragt, was sie jetzt malen wollen, welche Farbe sie dafür nehmen möchten, macht Mut, etwas kräftiger und großflächiger zu malen. Es geht sehr ruhig zu – ohne viel Kommunikation untereinander. Als ein Telefonat dazwischen kommt, legen alle erst einmal eine Pause ein. Eine depressive Frau hatte zunächst nur einen dicken Punkt gemalt, nur durch gutes Zureden kam ein auf einem Ast sitzendes Etwas zustande.

Doch ANDREA TRUZENBERGER geht es nicht darum, die Teilnehmerinnen dazu zu animieren, ausstellungsreife Bilder zu malen. Ob sie das Ziel ihrer Arbeit erreicht, lässt sich nicht auf den Malbögen sehen, sondern an den Gedanken und Gefühlen der Teilnehmerinnen festmachen. Da freut sie sich, wenn eine der alten Damen am Schluss Folgendes sagt: „Früher mussten wir in der Schule immer alles ganz genau malen. Heute kommt es nicht so darauf an, denn meine Hände sind so zittrig und ich kann nicht mehr so gut sehen. Aber es macht Spaß!"

Fazit:
Wie mühselig diese Arbeit ist, spürt derjenige, der zuschaut: Viel Geduld muss aufgebracht werden, um die Teilnehmerinnen zum Malen zu ermutigen. Kenntnisse über die Biografie und das Krankheitsbild jeder Teilnehmerin sind vonnöten, damit niemand unter- oder überfordert wird. Die Teilnehmerinnen müssen in ihren

noch vorhandenen Fähigkeiten bestärkt und gefördert werden. Praktische Hilfestellungen gibt ANDREA TRUZEN-BERGER jedoch nur da, wo es nötig ist. Wichtig ist ihr hierbei allerdings, dass sie nicht die eigenen Vorstellungen auf dem Zeichenblatt umsetzt, sondern den Teilnehmerinnen nur dabei hilft, das zu malen, was sie malen möchten. Erst so erfährt das Selbstwertgefühl jedes Einzelnen eine Steigerung, wie es in der Äußerung der alten Dame zum Schluss zum Ausdruck kam.

2. Beispiel aus der Praxis: Werkgruppe für Männer

Diese Gruppe in den Pflege- und Rehabilitationseinrichtungen Friedehorst besteht aus zwölf Rollstuhlfahrern im Alter von 45 bis 92 Jahren.

Ihr gemeinsames Ziel: einen großen Fisch, circa 2,5 Meter lang aus Holz, Draht und Pappmaché herzustellen. Zur Seite stehen ihnen im Wechsel der Ergotherapeut MICHAEL STARKE und die Kunsttherapeutin ANDREA TRUZENBERGER. Die beiden stellen den Männern die Materialien und das Werkzeug zur Verfügung und geben auch hier nur dann Hilfestellungen, wenn dies notwendig ist.

Es begann mit einem Entwurf nach Ideen der Teilnehmer. In den ersten Stunden wurde viel gesägt, denn zunächst musste das Holzgerüst gebastelt werden, das anschließend mit Draht überzogen wurde. Das Äußere wurde mit Pappmaché überklebt, die Schwanzflossen angeklebt.

In weiteren Stunden wird der Fisch noch Augen und Schuppen bekommen, mit Acryl-Farbe bemalt und mit Lack bezogen.

Weitere gemeinsame Aktionen sind geplant, für die sich auch schon einige Frauen interessieren ...

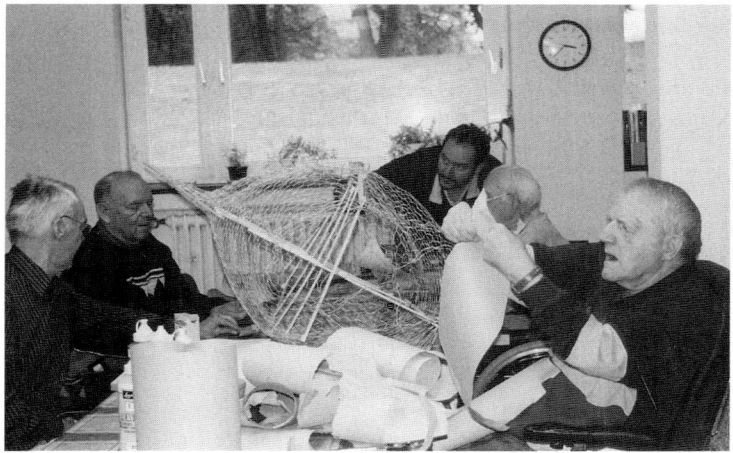

An diesem Tag kann MICHAEL STARKE nur fünf der Teilnehmer begrüßen. Die Hitze macht vielen der Fischbauer-Kollegen zu schaffen. Der Neugierde rund um das gemeinsame Projekt tut dies jedoch keinen Abbruch. So kommt ein weiterer Teilnehmer zum Ende der Stunde noch vorbei. Er hat zwar erhebliche Atembeschwerden, will aber unbedingt bei den Kollegen vorbeischauen, um zu sehen, „was unser Fisch macht". Die starke Identifikation mit diesem Projekt beeindruckt, zumal man dies bei den sehr schweigsamen Männern überhaupt nicht vermutet.

Die aufgeschlossene und Mut machende Haltung des Ergotherapeuten überzeugt: Er hat die nötigen Vorbereitungen getroffen, kennt die Fähigkeiten der Männer und erklärt ihnen jeden nötigen Arbeitsschritt einfach, aber genau. Er vermeidet Bewertungen, auch wenn etwas nicht so ganz gelungen ist. Als einem Teilnehmer ein Kleistertopf herunterfällt, wischt er den Boden auf, ohne Vorwürfe zu machen. Stattdessen werden die Leistungen der Männer durch gezieltes Lob anerkannt. Er weiß, dass das gemeinsame Projekt nur dann gelingen kann, wenn er sich auf die Teilnehmer einstellt. Er stellt deshalb keine unrealistischen Aufgaben, sondern holt die Teilnehmer dort ab, wo sie mit ihren Stärken und Schwächen stehen.

Fragen zur Vertiefung

1. Was ist das Besondere an der Kunsttherapie?

2. Welche Eigenschaften sollte ein Kunsttherapeut besitzen, um mit Menschen zu arbeiten, die unterschiedliche Erkrankungen haben?

Anmerkung

Mit Dank an ANDREA TRUZENBERGER und MICHAEL STARKE.

Zusammenfassung

- Kunsttherapeutische Gruppenarbeit hat das Ziel, den künstlerischen Ausdruck und die kreative Gestaltungsfähigkeit zu fördern.
- Die drei Säulen der Arbeit heißen Orientierung, Aktivierung und biografische Anbindung.
- Die Teilnehmer sollten so weit wie möglich in den noch vorhandenen Fähigkeiten bestärkt und gefördert werden.
- Hilfestellungen bei den kreativen Arbeiten sollten nur da gegeben werden, wo es unbedingt nötig ist.
- Durch Lob wird das Selbstwertgefühl der Teilnehmer gesteigert.

8 Beschäftigungstherapie im Altenpflegeheim

Ziele:
Manuelle Fähigkeiten werden reaktiviert und neue Fähigkeiten erlernt. Gemeinsame Aktivitäten stärken das Sozialverhalten, die Teilnehmer werden animiert, ihren Alltag wieder aktiver zu gestalten.

Schwester CHRISTINE TENZLER leitet eine der Beschäftigungsgruppen in Friedehorst, den Altenpflegeheimen der Vereinigten Anstalten der Inneren Mission in Bremen. Die Teilnehmer kommen von den Stationen der Pflegeheime. Die Ziele der Beschäftigungstherapie beschreibt sie so:

An erster Stelle gilt es, den Teilnehmern wieder ein Stück Lebensqualität zu vermitteln. Das wird erreicht, indem man ihnen zeigt, dass sie durchaus in der Lage sind, etwas Nützliches und Positives für sich und für die Gemeinschaft zu leisten.

Ein weiteres Ziel ist es, manuelle Fähigkeiten zu reaktivieren bzw. neue Fähigkeiten zu erlernen. Dies ist auch ein gutes Gedächtnistraining, zum Beispiel das Erinnern an mehrere aufeinander folgende Arbeitsvorgänge. Schließlich sollen die Teilnehmer aus ihrer inneren und äußeren Isolation herausgeholt werden. Ziel ist es, ein soziales Bewusstsein zu erlangen. Interesse für die Umwelt und die Mitmenschen soll geweckt sowie gelernt werden, Hand in Hand mit anderen zu arbeiten und zu handeln.

Will man diesen Zielsetzungen gerecht werden, ist es verständlich, dass die Teilnehmerzahl in einer solchen Gruppe nicht zu groß sein darf. Eine Gruppe von höchstens zehn Teilnehmern hat sich bewährt, um auch noch individuell auf den Einzelnen eingehen zu können. Es bietet sich daher an, Teilnehmer mit unterschiedlichen geistigen und körperlichen Fähigkeiten in der Gruppe zu haben, da sich dann die Teilnehmer durch ihre Vielseitigkeit gut ergänzen können.

Die als Beispiel aufgeführte Gruppe setzt sich wie folgt zusammen: neun Frauen und ein Mann – die Zusammensetzung entspricht auch der Relation Männer/Frauen im Pflegebereich – im Alter zwischen 41 und 87 Jahren. Darunter sind Desorientierte, Halbseitiggelähmte, Teilnehmer mit Parkinson Syndrom, Chorea Huntington und Personen mit frühkindlichen Hirnschäden. Die geistigen und körperlichen Fähigkeiten sind nicht altersbedingt, sondern ergeben sich aus den jeweiligen Behinderungen.

Die Gruppe trifft sich montags bis freitags von 8:00 bis 11:30 Uhr. Die Anfangs- und Endzeiten sind jedoch nicht starr festgelegt, da manche Teilnehmer noch an anderen Aktivitäten, wie zum Beispiel Gymnastik, teilnehmen und daher später kommen oder früher gehen. Es wird aber Wert darauf gelegt, dass ein Fernbleiben entschuldigt oder erklärt wird. Dadurch entsteht ein Pflichtgefühl und die Teilnehmer empfinden: „Ich werde gebraucht – ich bin wichtig!" Je nach Wunsch können die Teilnehmer nach dem Mittagessen wiederkommen und bis 14:00 Uhr tätig sein. Erfahrungsgemäß sind die meisten jedoch mit ca. vier Stunden Beschäftigung ausreichend gefordert.

Während der Beschäftigungszeit fertigt die Gruppe Handarbeiten, Puppen, Holzspielzeug, Fenster- und Türschmuck aus den verschiedensten Materialien in den unterschiedlichsten

Techniken an. Größtenteils liegt die Arbeitsplanung in den Händen der Leiterin. Sie überlegt vorher, wer was aus welchem Material machen könnte. Gegebenenfalls muss sie Strickanleitungen vereinfachen, Arbeitsanleitungen aus Bastelbüchern den Teilnehmern angepasst neu gestalten oder ein Material durch ein anderes ersetzen.

Beispiel

Ton wird oft als „schmutzig" abgelehnt und Salzteig „verführt" zum Essen, daher hat sich Pappmachépulver als Ersatz bewährt.

Ebenso wichtig wie die Vorbereitung ist es, dass jeder, auch noch so abwegig erscheinende Vorschlag der Teilnehmer zur Herstellung eines neuen Stückes ernst genommen und ausprobiert wird. Dies ist auch in einer vereinfachten oder etwas abgeänderten Form möglich: Hauptsache, der Vorschlag wird realisiert! Das bedeutet für die Teilnehmer einen großen Ansporn und es hat sich gezeigt, dass auf den ersten Vorschlag ganz schnell neue Ideen und Anregungen von anderen Teilnehmern folgen. Es ergibt sich daraus ein neues Interesse an der Umwelt: Die Teilnehmer gehen mit offeneren Augen durch die Gegend, „denn man könnte ja etwas sehen, was sich zum Basteln eignet!"

Weiteren Ansporn bekommen die Teilnehmer durch den Verkauf ihrer Artikel. Leider ist gerade die ältere Generation noch in dem Glauben, dass sich der Wert und Nutzen eines Gegenstandes oder einer Arbeit fast ausschließlich in materieller Hinsicht ausdrücken müssen: „Nur, wenn man für etwas Geld bekommt, ist es gut!" Das Basteln zum eigenen Vergnügen wird von den älteren Leuten oft als reine Zeitverschwendung abgetan. Es erfordert daher viel Fingerspitzengefühl von Seiten der Leiterin, einen Mittelweg zwischen Produktion, Beschäftigung und „Spaß am eigenen Tun" zu finden. Sehr gute Gelegenheit, die geleistete Arbeit zu zeigen und den Erfolg zu sehen, sind der Osterverkauf, das Sommerfest und der Weihnachtsbasar. Bei der Herstellung der jahreszeitlich bedingten Basteleien ergeben sich viele schöne Gelegenheiten zu Gesprächen über eigene Kindheitserinnerungen. Man denkt an die Zeit mit den eigenen Kindern und so findet zwischen den Teilnehmern oft ein reger Gedankenaustausch statt: „Wie war denn das damals bei euch in Ostpreußen? Wir hatten in Thüringen diesen oder jenen Brauch ..."

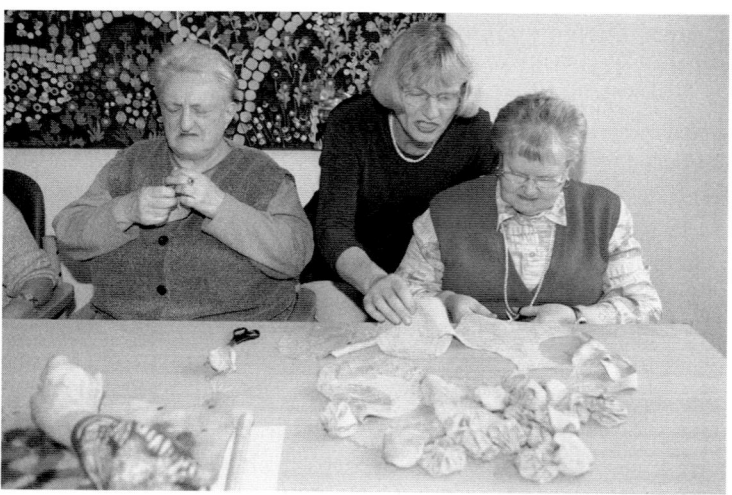

Beim Handarbeiten

Durch die Auswahl des Materials und der zu bastelnden Gegenstände kann man weiterhin positiv auf die Psyche der Teilnehmer einwirken. Die meisten Teilnehmer fertigen lieber Dinge an, mit denen sie auch etwas anfangen können und unter denen sie sich etwas vorstellen können. Abstrakte Dekorationsgegenstände sind für viele nicht einzuordnen und sie können sich nicht damit identifizieren. Geeignet sind Gegenstände, die einen praktischen Wert haben, wie zum Beispiel Sofakissen und Tischsets. Aber besonders die Fertigung von Kinderspielzeug versetzt die Teilnehmer in eine gelöste Stimmung. Einfache Formen, leuchtende Farben, weiches und griffiges Material und lustige Gesichter bei Kasperpuppen und Kuscheltieren verführten schon manchen Teilnehmer dazu, selbst mit den Sachen zu spielen und zu schmusen.

Selbstverständlich gibt es in jeder Gruppe auch Personen, die viel Sinn für schönes Gestalten, zum Beispiel von Fensterschmuck, haben. Diese Fähigkeiten wird man gerne einsetzen, da so das Angebot vielschichtiger wird. Wichtig ist es auch, immer wieder Teile herzustellen, die in Gemeinschaftsarbeit produziert werden.

Beispiel

Als Beispiel kann eine einfache Marionette dienen. Ein Teilnehmer sägt die Teile in Laubsägearbeit aus Sperrholz aus und schleift sie glatt. Ein weiterer Teilnehmer bemalt und lackiert die Teile. Die dritte Person fertigt die Stoffteile der Marionette und eine vierte stellt die Wollpompoms zur Verzierung her. Die Leiterin setzt dann die Marionette zusammen und befestigt sie am Holzkreuz.

Solche Gemeinschaftsarbeiten trainieren den Umgang miteinander und das Hand in Hand arbeiten. Jeder trägt seinen Teil zu der schwierigen Aufgabe bei und dabei ist jede Einzelarbeit wichtig. So entsteht bei dem Einzelnen das Gefühl: „Mein Beitrag zu der Arbeit ist wichtig und ich mache etwas, was die anderen nicht können!" Dieses Gefühl der Identifikation mit der Arbeit und der Stolz auf das fertige Stück haben für die Gruppe auch etwas ungeheuer Verbindendes.

Es hat sich bewährt, dass nach Möglichkeit nie zwei Teilnehmer zur selben Zeit das gleiche Stück herstellen. Wenn die Gruppe Kasperfiguren herstellt, so kann der eine die Gretel, der andere die Großmutter und ein dritter den Kasper anfertigen. So ist jedes Stück individuell und es entsteht kein Konkurrenzkampf. Unbedingt notwendig ist es auch, das fertig gestellte Teil so schnell wie möglich vorzeigen zu können, wobei die Gruppenleiterin meistens doch noch den „letzten Schliff" geben muss. Auch Tätigkeiten, bei denen kein fertiges Stück entsteht, wie zum Beispiel das Zupfen von Watteflocken, sind wichtig: Der niedliche Teddy sieht traurig aus, wenn er nicht mit der gezupften Watte in die richtige Form gebracht wird.

Um das Selbstwertgefühl des Teilnehmers zu steigern, ist es wichtig, dass die Leiterin das Werkstück lobt und auch die anderen Gruppenmitglieder zum Lob ermutigt.

Daher gehört es auch zu den Aufgaben der Leiterin, selbst aus „schief" geratenen Teilen noch etwas Vorzeigbares herzustellen, denn keiner sollte entmutigt werden. Bei einer gut geleiteten Gruppe kommen daher immer zwei Komponenten zusammen: Individualität und Förderung des Teamgeistes. Vermieden werden sollte jede Art von „Fließbandarbeit".

Um den Gemeinschaftssinn zu fördern, werden noch andere Dinge gemeinsam unternommen: Es wird Geburtstag gefeiert,

Kuchen gebacken oder ein Kartoffelpufferessen veranstaltet. Auch bei diesem Unternehmen werden Erinnerungen wach und die Selbstständigkeit wird gefördert, indem man die Teilnehmer bei den Essensvorbereitungen helfen lässt, zum Beispiel Kartoffeln schälen, Tischdecken usw. Dabei kann man feststellen, dass die Teilnehmer auch außerhalb der „Arbeitszeit" gelernt haben, sich gegenseitig zu helfen. So ist es selbstverständlich, dass einer dem anderen das Fleisch klein schneidet oder darauf achtet, dass bei seinem Nachbarn die Serviette richtig auf dem Schoß liegt. Wenn ein Teilnehmer krank ist, werden ihm Blumen geschickt. Gemeinsam wird auch über neue Anschaffungen abgestimmt, zum Beispiel Kauf eines Kochherdes, eines Staubsaugers oder von Dingen, die zur Verschönerung des Raumes dienen. So kommt das Geld, das die Teilnehmer durch den Verkauf der hergestellten Artikel verdient haben, ihnen wieder zugute.

Durch gezielte, gleichmäßige Beschäftigung mit den Händen wird der Prozess des „Vor-Sich-Hingrübelns" beim älteren Menschen durchbrochen: Man muss Maschen nachzählen, das Teil abmessen, eine neue Farbe anstricken und hat das Gefühl, ein Ziel zu haben. Schließlich will man dieses Teil beenden und letztlich Freude am fertigen Stück haben.

„Darüber hinaus werden auch Gruppen zu gemeinsamen Unternehmungen einer Realitäts-Orientierungs-Therapie gebildet, zum Beispiel Kochgruppen mit gemeinsamem Einkauf."[1] Das Realitäts-Orientierungs-Training soll verwirrten und desorientierten Personen helfen, das Bewusstsein der eigenen Identität sowie der Realität wiederzugewinnen.

Frage zur Vertiefung

Welche positiven Auswirkungen kann das gemeinsame Basteln über das hinaus haben, was bereits im Kapitel genannt wurde?

Anmerkung

1 WOLFGANG VOGES, Soziologie des höheren Lebensalters. Augsburg, Maro-Verlag 1989, S. 141

Zusammenfassung

- Beschäftigungstherapie mit Älteren ist in Heimen und Begegnungsstätten als aktivierende Maßnahme zu verstehen.

- Positive Auswirkungen zeigen sich im Sozial- und im Leistungsverhalten.

- Auch heterogen zusammengesetzte Gruppen lassen sich in der speziellen Werkraumatmosphäre zu gemeinsamen Arbeiten motivieren.

- Das Spektrum umfasst unter anderem Arbeiten mit Holz, Wolle und Textilstoffen.

Weiterführende Literatur und Arbeitsmaterialien

Spiele mit älteren Menschen
Peter Thiesen, Kreatives Spiel. Köln, Stam Verlag, Stam 8112

Sitztänze im Altenpflegeheim und in der Gerontopsychiatrie
CD's, Tanzbeschreibungen und eine Literaturliste sind beim Bundesverband Seniorentanz e. V., Insterburgerstraße 25, 28207 Bremen erhältlich.
CD-Player/Kassettenrekorder mit Geschwindigkeitsregulierung erhältlich beim Tanzversand Dieter Balsies, Eckernförderstraße 341, 24107 Kiel.

Seniorengymnastik im Altenpflegeheim und Seniorensport
Dieter Kruber, Übungen Seniorensport – Altenpflege – Gymnastik zu Hause – Seniorensport – Seniorentanzen. Köln Dümmler-Verlag, Nr. 4460.

Musiktherapie in der Gerontopsychiatrie
Dorothea Muthesius, Musikerfahrungen im Lebenslauf alter Menschen. Hannover, Vincentz-Verlag 1997, Bestell-Nr. 18314

Kunsttherapie im Altenpflegeheim
Detlef Marr, Kunsttherapie bei altersverwirrten Menschen. Weinheim, Beltz. Psychologie Verlags Union 1995

Beschäftigungstherapie im Altenpflegeheim
Ute Schmidt-Hackenberg, Wahrnehmen und Motivieren – zehn-Minuten-Aktivierung für die Begleitung Hochbetagter. Hannover, Vincentz-Verlag 1996, Bestell-Nr. 18311

Bildquellenverzeichnis

Evelyn Neuss, Hannover: S. 3
Ernst Tipke, Bleckede: S. 8
Peter Hilz/Hollandse Hoogte/Laif: S. 13
Gudrun Weßlau, Friedehorst: S. 27, 67, 74, 77
Norbert Enker/Laif: S. 32, 51
Rainer Kraus/f1online: S. 41
Werner Bachmeier, Ebersberg: S. 47
Norbert Försterling/dpa: S. 60
Ulrich Baumgarten/vario-press: S. 82